ハラゴンの診療日記

診察室の中から
「いのち」について考える

原 和人

いかだ社

ハラゴンの診療日記

はじめに

僕は小さい頃、文章を書くのがとっても苦手だった。でも、どんなにまずい文章を書いても、朝起きると、その当時の小学生が書ける範囲の上手な文章に変身していた。僕の母親は小学校の教員であり、その頃、僕の小学校に勤めていた。

中学一年の時に、僕は校内の弁論大会で「優秀」な成績をあげ、中学代表の一人として福井県若狭地区の弁論大会に出たことがある。この原稿も、僕のオリジナルがどこにあるのかわからないほど手が加えられた。僕の文書能力は、そのような家庭環境によって、なかなか育たなかったように思う。

僕が愛知県がんセンターで外科の研修をしていた頃、経験した症例を論文にまとめるように指導医から指示された。投稿した雑誌はそれほど敷居の高い雑誌ではなかったが、僕の指導医は何度も文章の書き方を指導してくれた。一九七〇年代のその頃はまだ原稿用紙を使っていて、清書をして指導医に点検をお願いすると、添削されて返ってくる。それを修正して、また清書する。そしてまた添削される。そんな繰り返しだった。その時、文章というのは主語・述語がはっきりしていないととっても読みにくくなること、頭に浮かぶ考えだけで書いていくと、主語と述語が合わなくなってしまう傾向があること、そして、むやみに長い文章にしないことなどの基本を学んだ。一九八〇年代は、僕が一番頑張って学会に演題を発表したり、論文を書いたりしていた時期である。この時期の学会活動を通じて僕は文章を書く訓練をさせられ、それによって書くことがあまり苦にならなくなった。

一九八五年、定期購読していた『ニュートン』という科学雑誌に、これからはワードプロセッサーの時代だという記事があった。タイプライターのように日本語もキーボードで打てるようになるという話で、まるで夢のように思ったけど、それが現実になる時代がすぐにやってきた。一九九〇年前後だったと思うが、青森で学会があり、僕は手書きの発表原稿を読んでいたのだけど、なにやらプリントされている原稿を読んでいる演者もいた。それがワープロによる原稿だった。僕はさっそくシャープの「書院」というワープロを買った。

当時のワープロは、幅が四〇センチ、奥行きが三〇センチ、高さが三〇センチほどあり、重さは一〇キロほどだったたと思う。今のようにカバンに入れて持ち運べる大きさではなかったけど、僕はそのワープロをかついで時々会議に出かけた。当時のワープロはプリンター機能もついていたので、持っていけば文章を作ることができ、プリントも可能だった。ワープロは夢のような道具だった。間違えても一から書き直す必要がなく、その箇所だけ修正すればきれいに印字してくれた。

僕はしゃべるのが苦手だが、頭の働きはちょうどキーボードで入力するスピードに合っていて、頭で考えたことがスムーズに文章になって出てくる。このワードプロセッサーという技術が、僕の文章作成能力を飛躍的に向上させたように思う。

一九九二年に僕が全日本民医連の役員になってから、医学論文を書くことはほとんどなくなったけど、その代わりに医療にかかわるテーマについて執筆を依頼されることが多くなった。そして民医連の新聞や雑誌のコラムにもエッセイの執筆を依頼された。加えて一〇年ほど前からブログを書き始め、その時々の思いをブログにアップしてきた。

そんなエッセイがずいぶん溜まり、以前からこれらをまとめておきたいと思っていたところ、最近、文書を書いていてもなかなか言葉が出てこなくなり、そろそろ仕上げておかないとこれからどうなるのか不安に感じ始めた。ちょうど僕の妹の夫が出版社をやっており、このエッセイ集の出版を援助してくれた。僕のわがままな思いを叶えてくれたいかだ社の新沼光太郎氏に深く感謝をしたい。

ハラゴンの診療日記　目次

Ⅱ　診察室で

はじめに

Ⅲ　僕のこと

I

たかがアッペされどアッペ

御高診どおりアッペでした

ちまたで「モウチョウ（盲腸）」と呼ばれているのは、正確には虫垂炎という。英語ではAPPENDICITIS（アペンディサイティス）といい、僕たち医師は単にアッペと呼ぶことが多い。現在では、炎症が虫垂だけにとどまっているような状態で診断されることが多いが、かつては虫垂から盲腸に炎症が広がってからの受診も多く、あたかも盲腸の炎症が病気の原因であるように思われた時代があった。その頃は、たかがアッペでも死に至ることがあった。その名残として「モウチョウ」という言葉が残っている。

一般的に、アッペなど病気のうちに入らない簡単なもののように思われがちだ。事実、新米の外科医が最初に行う手術はアッペであることが多い。しかし、そう簡単なものではない。外科医の人生は「アッペに始まりアッペに終わる」といっても過言ではないくらいだ。それだけ奥行きが深いという意味であり、また、「アッペを正確に診断できるほど、長生きをした外科医はいない」と言われるほど診断が難しい。

先輩の内科医に聞いた話である。僕の病院に外科がなかった頃、腹痛で来院した患者をアッペと診断すると、近くの外科病院に紹介していた。決まっていつも「御高診どおりアッペでした」という返事がくる。ちなみに「御高診」というのは、「あなたの診断のとおり」という意味で、診察を依頼する時など今でも「御高診をお願いします」という依頼書を書く。その先輩は、返書を見て「自分の診断もまんざらではない」と思っていたそうだ。ところがある時、知人の外科医から「アッペということで紹介されてくると、違っていた時でも、その紹介医に失礼にならないように、患者さんには『早く紹介してもらって良かったね』と説明するのだ」という話を聞かされ、唖然と

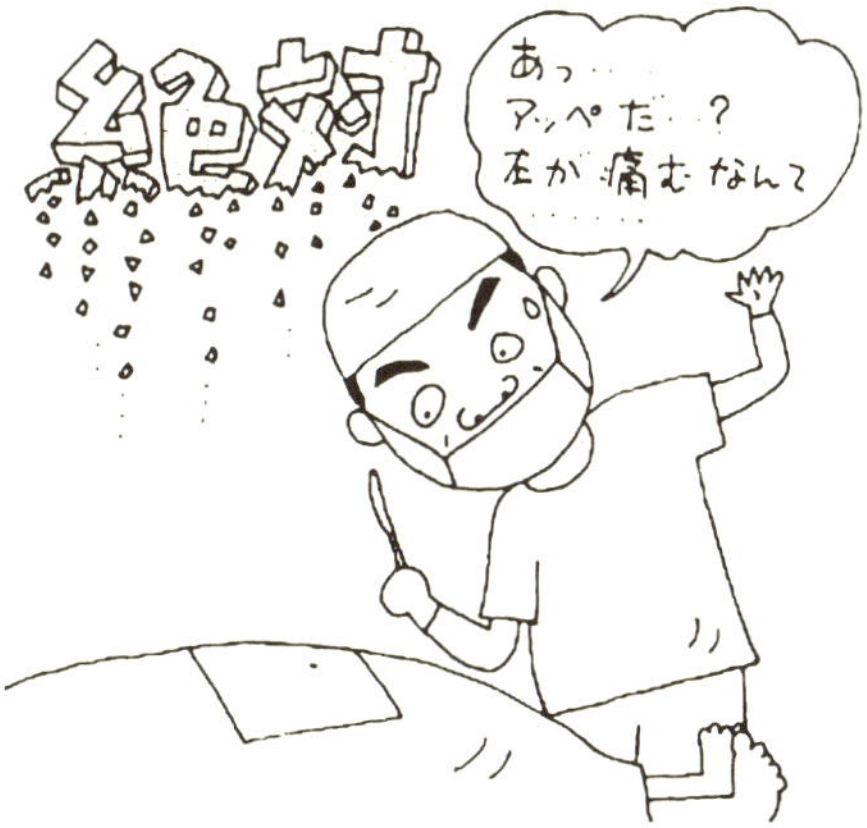

したというのである。

「アッペだから、すぐ外科に行って切ってもらいなさい」と紹介された患者は、当然、手術を受けるために外科を訪れる。診察すると、どうもアッペとは違うようだと思うことも多い。手術をしないと紹介医の顔をつぶすことになるし、アッペでないものを手術するわけにはいかない。そんな場合に僕は、アッペの診断はいかに難しく、似たような症状を起こす別の病気があるという話をする。紹介医の顔をつぶさず、また患者さんにも十分理解してもらえるような説明を心がけている。

その際にも「絶対アッペではありません」とは決して言わない。「アッペの可能性もあるが、他の病気も考えられるので、しばらく様子をみましょう」と話すようにしている。

僕が駆け出しの頃、アメリカの外科の診断学の教科書に「二つの質問のテスト」というものがあった。「どこから痛みが始まったのか」「今、どこが痛いのか」という単純な質問だ。みぞおちから痛みが始まり、右の下腹部に痛みが移動する場合は、アッペの確率が八〇%だと書かれていた。新米の医師は、往々にして権威のある教科書を信頼するものである。ある時、僕は左の下腹部を痛がる患者に「絶対にアッペではない」と言ったことがある。その患者さんのお腹を開けてみると、虫垂が化膿して破れて膿がお腹の中を移動し、左の方に溜まっていた。僕の辞書から「絶対」という言葉が消えた瞬間だった。

（一九九八年三月）

（追記）

ここ二〇年ほどの間に、アッペの診断はずいぶん進歩した。超音波診断やＣＴなどの画像診断機器の発達により、外科医の「神の手」によってのみ見えていたものが、誰の目にも見えるようになってきた。しかし、自分としては医療機器に負けたくないという思いがある。もう「老兵」の時代ではないかもしれないが。

虫垂に異常なし

五歳くらいの女の子が前日からお腹が痛いといって小児科を受診した。四〇度の熱がある。お腹全体を痛がり、動くと痛みが強くなる。腹部の超音波検査やＣＴでは異常を認めなかったが、アッペ（虫垂炎）を疑い、念のため入院して経過をみることになった。

入院直後はベッドで本を読めるような状態だったが、夕方から痛みが強くなった。夜になると、右側を向いて丸くなったまま仰向けになれない。急いで小児外科に搬送したところ、アッペによる腹膜炎だったという返事がきた。親からは手遅れになったという苦情がくるし、同僚の看護師からも「どうしてアッペぐらい診断できないの」って怒られる。

受診した時は虫垂が膿でいっぱいになって痛みと発熱の症状があったが、その後、膿が破れていったん症状が軽くなった可能性がある。小児のアッペの診断は難しい。

子どもだから自分の症状を十分に伝えることができないし、お腹の筋肉が発達していないために、腹膜炎になってもお腹が硬くなることが少ない。普通、お腹の中に炎症がある時にお腹を押さえると、痛みを和らげるために筋肉が硬くなる。これを筋性防

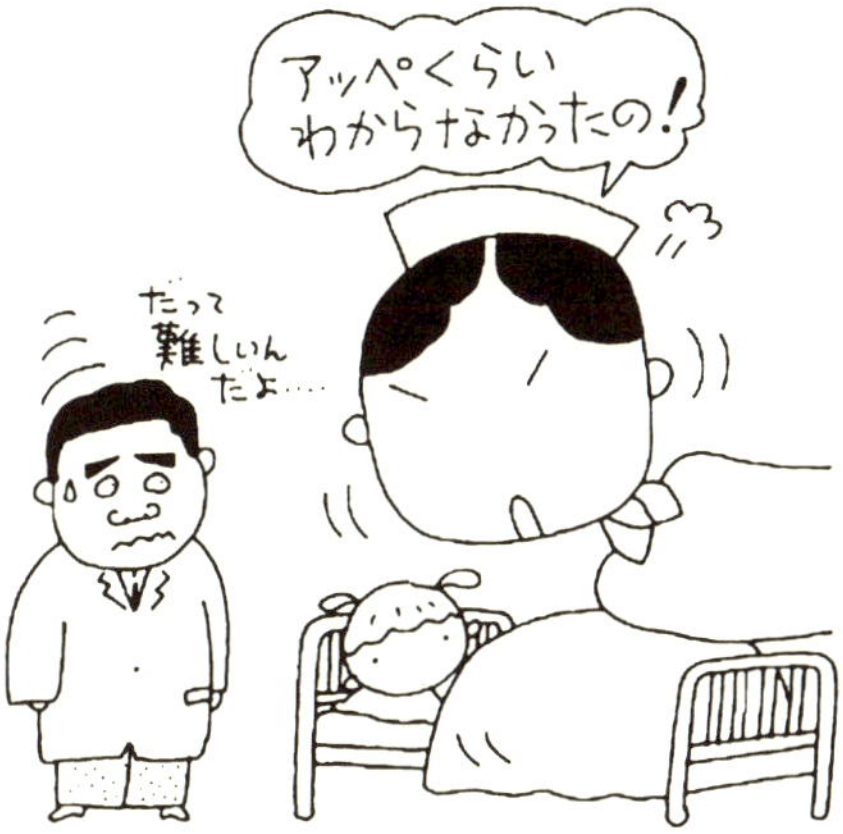
アッペくらい
わからなかったの！
たって
難しいん
たよ……

御といい、アッペの重要な所見だ。五歳以下の子どものアッペが腹膜炎なしで診断されるのは、ほとんど稀と言ってよい。

僕が外科医になりたての頃、アメリカの外科の教科書に「アッペを正しく診断できる率は、もっとも優れている施設で八〇％」と記載してあった。二〇％が他の病気だったというのだ。

確かに右の下腹部は病気の宝庫だ。尿管結石や卵巣出血、腸に袋のようなものがあって、そこに炎症を起こす憩室炎などの様々な病気がある。最近は、腸管リンパ節炎といってアッペと紛らわし

い病気も増えてきた。小腸の病気もなぜか、虫垂に近い小腸末端に多い。超音波診断やCTなどによる画像診断の進歩によりアッペの診断率も上がってきたが、あまりに画像診断に頼ると、お腹を触ることによって診断する診察がおろそかになってくる。アッペと紛らわしい病気で日常的に一番多いのは腸炎だ。何度も下痢をしていればアッペではないと考えるが、下痢症状を伴わない腸炎で、右の下腹を痛がり、吐き気を主な症状とする場合は難しい。

アッペという診断で手術をして、虫垂が見た目では正常な場合は、まずその周りの臓器に異常がないかを検査する。異常がある場合はその病気に対して適切な処置をするが、全く異常がない時もある。そのような場合でも一応虫垂切除術は行っておく。病理学的検査で軽いアッペと診断されることもあるからだ。幸いなことに、癌でもない限り、手術後の安静などによって、多くの病気は抜糸をする一週間後あたりには症状がほとんど改善しているのが常である。

（一九九八年四月）

（追記）

最近は、超音波診断やCTなどの画像診断によって、軽微な虫垂炎は抗生剤などの投与で保存的に治療（手術をしないで治療すること）されることが多い。従って、あまり問題のない虫垂が虫垂炎として手術されることはほとんどなくなった。

子どもの診察というのは難しい。泣いてしまうと十分に診察できないことが多い。先日、朝からお腹が痛いという四歳の女の子がやってきた。「先生に『いたいいたい虫さん』がどこにいるか教えてくれる?」と言ってお腹を触らせてもらった。「ここにいるかな?」「いない」「ここはどうかな」「いる」

子どもと信頼関係を築くことができると、小児の診察も結構おもしろい。

石が出てきた

僕が外科医になりたてのかなり昔の話である。二〇歳過ぎの男性が右の下腹部の痛みを訴えて受診した。来院時の体温は三六・九度。右下腹部を押さえると飛び上がるほどの痛みがあり、腹部の筋肉が収縮して痛みを防ごうとする所見もある。この所見は筋性防御といって、お腹に炎症があるかどうかをみる大事なポイントである。白血球も一六九〇〇と増加し（普通は八〇〇〇以下）、典型的なアッペの症状を示していた。その青年に「急性虫垂炎なのですぐに手術が必要だ」と話をして手術を開始した。

お腹を開けるとわずかに腹水があったが、膿がお腹の中に広がっているような腹膜炎の状態ではなかった。虫垂を探すと普通の場所にちゃんとあったが、かなりの炎症で、少し手遅れになると破れてしまう壊《え》疽《そ》性《せい》虫垂炎という状態だった。虫垂の先端が後ろの方にもぐりこんだようになっていたので、それを取り出すのに四苦八苦したが、なんとか虫垂を取り出し、根元でアッペを切り、その穴をふさいで手術は終わった。

取り出した虫垂に触ると、根元に硬いものがある。ハサミで虫垂を開いてみると、なんと直径一センチほどの石が出てきた。取り出した虫垂を彼に見せて、「虫垂はだいぶ腫れていて、破れる寸前だったよ。ところで虫垂からこんな石が出てきたのだけど、石を食べた記憶ある？」って聞いてみた。彼は怪訝な顔をして、「食べた記憶はないけど、何かに混じっていたのかな」と申し訳なさそうに返事した。

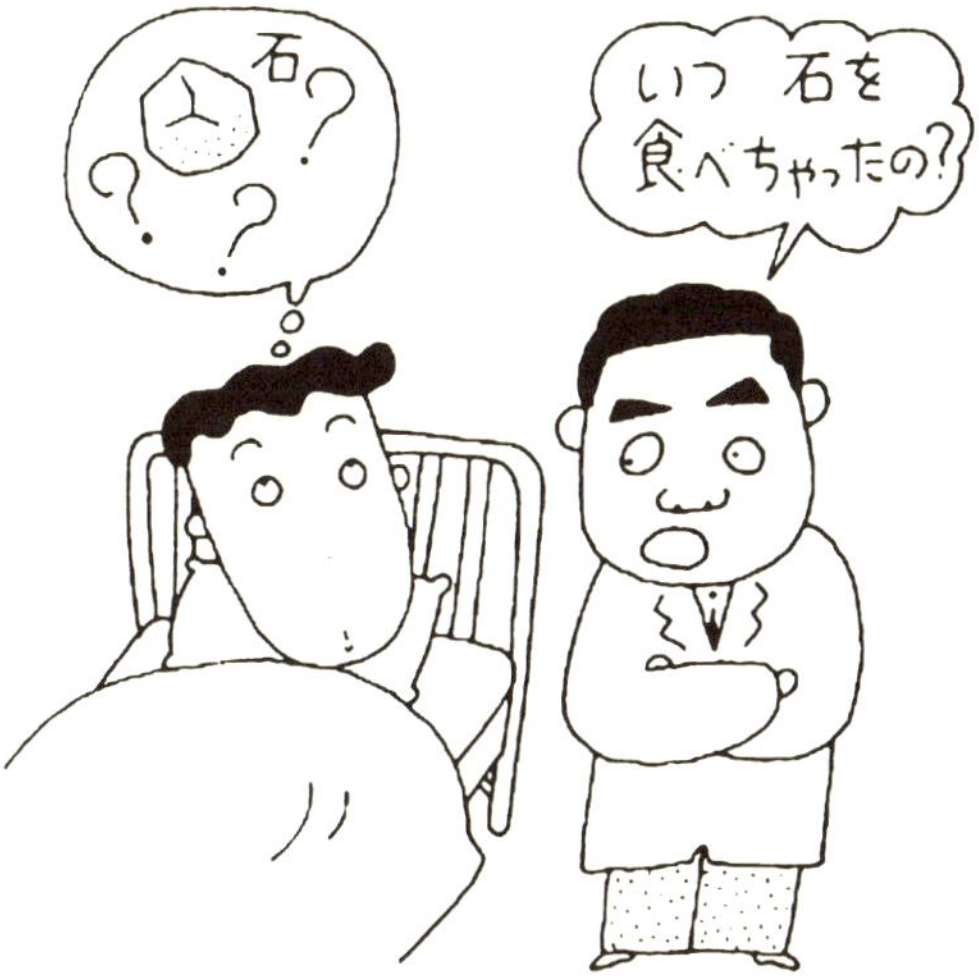

　その後も何度か石があるアッペにぶつかった。これは虫垂結石といって、成分はリン酸カルシウムで、炎症を繰り返しているうちにできるという説がある。外科医として駆け出しだった僕には、まだそんな知

識がなかった。

その他、柔らかい粘土のようなものが詰まっていることもあった。これは糞石《ふんせき》といってウンコが固まったものである。胃や腸の検査の時に用いるバリウムが塊《かたまり》になっているものもあった。糞石やバリウムは正確には虫垂結石とは言わないが、これが重症のアッペを引き起こす点では同じである。

アッペの原因はいまだにはっきりしない。僕は今までの経験から、虫垂の中の管が塞がってしまうために起こるのではないかと考えている。虫垂は小指ほどの小さな突起であるが、何らかの原因で虫垂が閉じてしまうと、腸の中は大腸菌のすみかなので、そこで菌が増殖し炎症を起こすのではないだろうか。

虫垂結石や糞石があると炎症がたちまちひどくなり、破れて膿がお腹の中に広がり、腹膜炎を起こしてしまう。だからレントゲン写真で虫垂に石があると、予防的に虫垂を取っておいた方が良いという医師がいるくらいだ。

（一九九八年五月）

（追記）

今日では、虫垂結石がある虫垂を予防的に切除することは必要ないと思われるが、虫垂炎になった場合、重症化しやすいことは変わりないので、少なくともそのことは患者さんに十分説明しておく必要がある。

モウチョウ専門病院

昔、僕の所属する北陸地方の外科学会で、ある開業医の先生が虫垂切除術の成績について発表された。僕の記憶が正しければ、年間一五〇〇件もの虫垂切除をするということだった。驚いてその先生と同じ地域の知り合いの医師に聞いてみると、その病院は「モウチョウ専門病院」で、一日四～五件の手術をしているという。「手術台には消毒された布をかぶせるのだけど、一人の患者の手術が終わると、そのまま持ち上げて次の患者に使うって話なんだ」と、ウソともホントともわからないような「うわさ」まで教えてくれた。

厚生省（当時）が発行している『厚生の指標』によれば、ある一日をとってみると、アッペで入院している人は人口一〇万人あたり一九六二年の四四人がピークである。七五年には一四人となり、九七年には五人まで減少している。年間ではどのくらいになるのだろう。この県の当時の人口は七五万人なので、一日あたりの入院患者は七・

五倍で三七五人となる。当時は抜糸が済むまで入院することが多かったから、一人の患者の入院期間を仮に一週間とすると、一年は五二週なので五二をかけると一九五〇件となる。この病院は、所属する県で発生するほぼすべての虫垂炎を手術していることになり、この地域は「アッペの多発地帯なのか」と不思議に感じた。

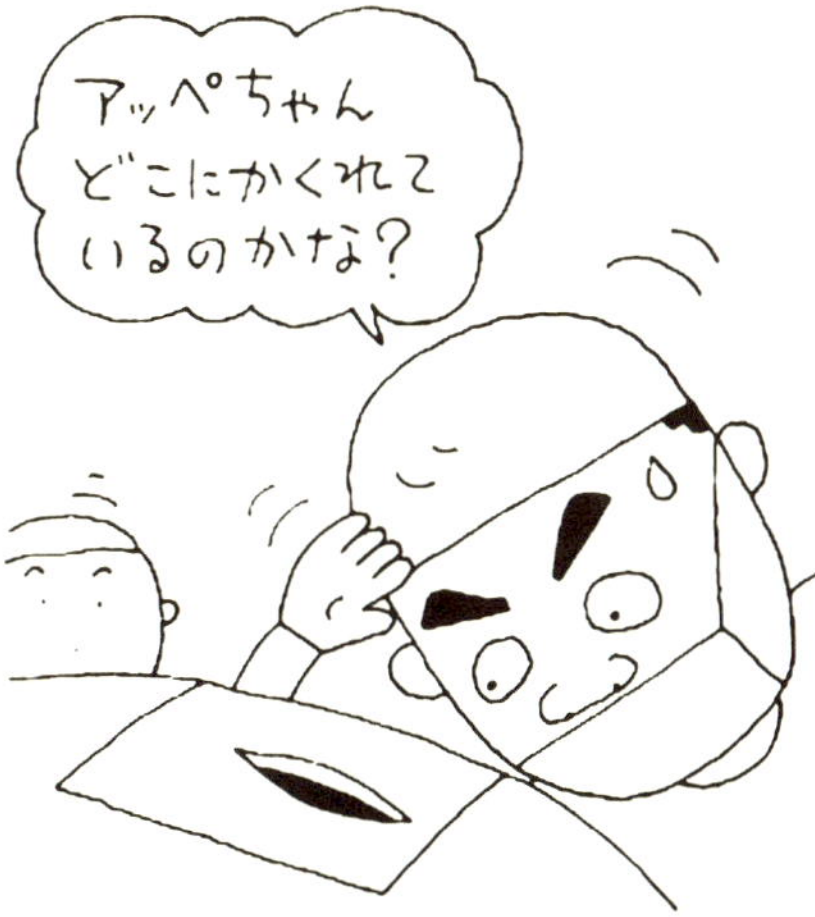

僕は自分で手術をするまで、五センチほどの小さな切開からどのようにして虫垂を探し出し、それを切除するのか不思議だった。傷口の真下にポコッと虫垂が顔を出すラッキーなことも稀にあるが、通常はそんな訳にはいかない。お腹の中には大網《たいもう》という網のようなものがある。お腹に炎症が生じると、炎症が広がらないように周りを被う役目をしている。アッペの場合も、たい

がいは大網が炎症のある虫垂の周りに集まってきている。それをよけると腸が見えてくる。

腸には大腸と小腸があるが、最初に見えるのが小腸。ねらいは大腸である。大腸には結腸紐《けっちょうひも》といって腸管に縦に線が入っているので、見分けることができる。小腸をよけて大腸を探し当てると、ほぼ勝利は外科医のものである。大腸を手繰っていけば必ず盲腸に到達する。そこに虫垂の根元がある。

しかし、これは正常な人の場合で、移動性盲腸という先天的な異常があるとなかなか見つからないことがある。また、妊婦の虫垂は赤ちゃんに押し上げられていつもの場所にないことが多い。

全く炎症のないアッペの場合は小さな傷口でも手術ができるが、多くは炎症を伴い、膿をもっている。小さな傷口では手術が難しく、さらに大きな切開が必要になることもある。

ところで、最初に紹介した「モウチョウ専門病院」の手術は、傷口が小さく目立たないことでも有名なのだ。やはりアッペの診断は難しい。

「たかがアッペ、されどアッペ」だ。

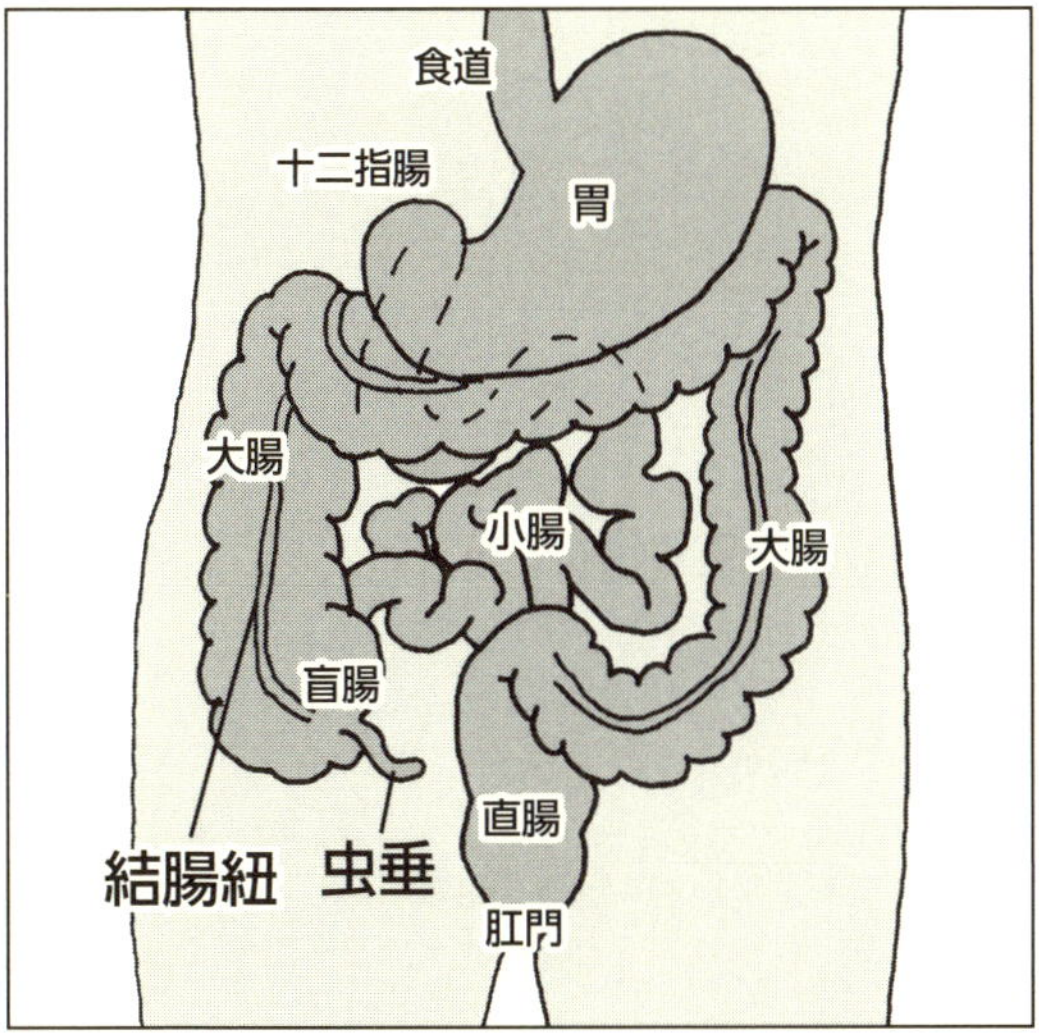

（一九九八年六月）

一五年目の再会

診察室に何となく見覚えのある名前のカルテが回ってきた。二〇歳過ぎの大学生。地元の大学の教育学部に在籍し、小学校で教育実習の最中だという。「誰だっけ？」教育実習のクラスでインフルエンザが流行しており、彼女も前日から少し寒気があり、熱っぽいという相談だった。

だいぶ昔、小学校入学前の女の子が右下腹部の痛みで関連病院から紹介されてきた。かなり進行したアッペと思われたので、すぐに手術をすることになった。

通常は右の下腹部に五センチほどの皮膚切開を加えることが多いが、重症のアッペの場合は皮膚切開を大きくする。この女の子の場合も右のお腹を縦に一〇センチほど切開した。案の定、虫垂の周りは炎症で硬くなり、それを慎重にはがしていく。突然、大量の膿がドバーッと出てきた。こんな時は手術が難しい。やっとの思いで虫垂を切除。お腹の中をきれいに洗い、残っているかもしれない膿を出すために管を入れて手術を終えた。

手術の数日後から四〇度ほどの熱が繰り返し出る。管から膿は出てこないが、お腹の中に残っているのは間違いない。しかし、どこに溜まっているのかははっきりしない。かといって小さな女の子なのでもう一度手術というのも酷な話である。

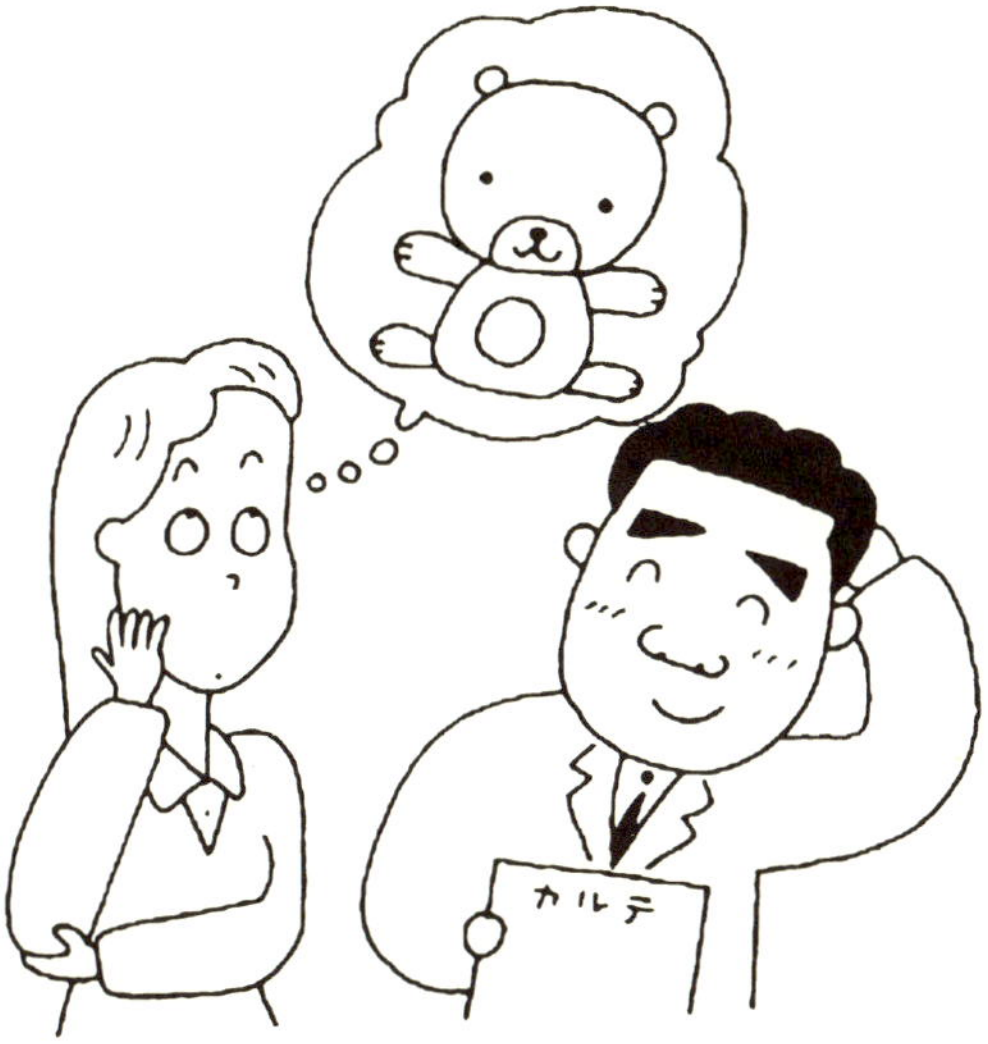

一週間たっても良くならないので、「おたくの病院で大丈夫か。もっと大きな病院に送った方が良くはないか」と、紹介元の病院長を通じてご両親の心配そうな思いが伝えられる。それからしばらくすると、女の子は左の腰を痛がるようになり、左のお腹もずいぶん硬くなってきた。とうとう残った膿が正体を現してきた。

「もう一度お腹を開けさせて欲しい」とお父さんにお願いして、今度は左のお腹を縦に一〇センチほど切開。予想した通り、お腹の奥の方に大量の膿が残っていた。そこに管を入れて手術は終了し、その後の回復は順調だった。でも、この女の子のお腹の両側に一〇センチの傷を残すことになってしまった。たくさんのアッペの手術をしてきたが、思い出の深い患者さんである。

「まさか」と思ったが、彼女の古いカルテを探して調べてみると、しっかりと当時の記録が残されていた。そこで彼女に聞いてみた。「ここで盲腸の手術をしたよね」「はい」「その時のことを覚えている？」「いいえ、ほとんど覚えていません」「実は、僕がその時の主治医だったんだよ」。彼女はしばらく考えて、「ぬいぐるみをくれた先生？」。あの頃は、「早く元気になってね」と、小さな子どもの患者みんなにぬいぐるみをプレゼントしていた。すっかり忘れていたが、懐かしく思い出した。

しばらくして、彼女は風邪をひき再び僕の外来にやってきた。その時、思いきってお腹の傷を見せてもらった。恐る恐る見てみると、二本の白い線となりあまり目立たなくなっていた。

（一九九八年七月）

（追記）

今日では、お腹の中の膿が正体を現すまで待つ必要もなくなった。超音波診断やCTなどの画像診断によって膿を見つけることができて、その治療も、お腹を開けることなく画像を見ながら管を入れて膿を外に出すことができる。

Ⅱ 診察室で

人はなぜ、一日三食食べるのか？

僕は、基本一日一食としている。朝は全く食べない。お昼は職場にあるおやつをちょっとつまむ。場合によってはもうちょっとつまむ。時々いっぱいつまむ。食事は夜だけだ。そして、原則お米は食べない。一缶のビールとおかずを食べる。食べる量は特に制限しない。食事の満足度を重視している。でもこれは通常の生活の時であって、お昼が用意されれば喜んでいただくし、ホテルに泊まると朝食のバイキングが楽しみだ。こんな食生活、ダメじゃないかと言われる。

「バランスのとれた適切な量の食事を心がけるとともに、食事をする時間や食べ物にも注意し、一日三食規則正しく食べましょう」、これが基本でしょう、医者たるものが何を言っているのかと怒られる。僕がこの忠告を守ると、いや「適切な量」というのが守れないのだが、僕の体重は未知の世界に入り込んでいく。

人間は本当に一日三回の食事を摂らなければならないのか。調べてみると、日本人が三食摂るようになった（正確には摂れるようになった）のは江戸時代からで、少なくとも平安時代は二食だったそうである。健康な胃袋だと食後五〜六時間すると空腹を感じるが、江戸時代に食糧の生産量が増えて、ようやく人間の空腹という欲望を満たすことができるようになった。しかし、犬はまだ二食であり、相撲の世界も一日二食だそうだ。

このことを僕の病院の管理栄養士に聞いてみた。彼女は「三食きちっと食べることが大事なんですよ」って強調した。「どうして？」と聞いても「学校でそう教わりました」と言うのみで、はっきりとした根拠はないらしい。

国が上記の指導を行うようになったのは一九三五年だそうだ。太平洋戦争開戦の六年前。すでに中国への侵略戦争が始まっており、兵隊としての若者の体力が気になり始めた頃だろう。健康保険が始まったのが一九二七年、厚生省が設置されたのが一九三八年、そして国民健康保険が始まったのも一九三八年だ。

今は当時とはずいぶん事情が違ってきている。まず、成人の一日の必要摂取カロリーが違う。当時の成人男子の一日の必要カロリーは三〇〇〇キロカロリーに近かった。これらを二回に分けて食べると、どうしても量が多くなってしまう。それで「三食きちんと」というようになったようだ。当時と比べて肉体労働に従事することは少なくなり、日常的に身体を動かすことも極端に少なくなった。そして大きな違いは、戦争をする兵隊を養成しなくてすむようになったことである。

子どもや若者はしっかり食事をしなければならない。しかし中年以降になれば、僕のように一日一食で良いとは言わないが、一日二食でも良いのではないかと思っている。お昼にお腹がすくのであれば、軽食程度でもいいだろう。もし一日二食にすれば、世界の食糧危機の緩和にもなり、一石二鳥、三鳥にもなるのではないかと考えているこの頃である。「食事を二食にして、その一食を飢餓で苦しんでいる人たちに」なんて、カッコいい。

（二〇〇九年一月）

メタボリックシンドローム

メタボという言葉が誕生して久しい。メタボとはメタボリックシンドローム（症候群）の略である。メタボが注目されたのは二〇〇八年に特定健診という健康診断が始まってからだ。日本の医療費は右肩上がりで、日本人に多い脳梗塞や心筋梗塞などの動脈硬化性疾患を予防できれば、日本の医療費の抑制にもつながるだろうということから実施された。そのために、そのリスクである高血圧や糖尿病、脂質異常症を早期に発見する。果たしてその効果はいかに。医療費の増大は必然的なもので、第一に人口の高齢化であり、第二に医療技術の進歩によるものであると僕は考えている。

同じ頃、メタボリックシンドロームという診断基準も明らかにされた。男性の場合、お腹周りが八五センチ以上で、女性は九〇センチ、そして中性脂肪や血圧、血糖値などの検査データを加えたものだ。僕の場合は、腹囲は八五センチ以上、中性脂肪は高い、そして血圧も高く降圧剤を飲んでいる。見事にメタボの診断基準に当てはまる。

僕はもともと肥満体質だ。二〇〇五年頃だったか、イラク戦争によるイラク難民の支援のためにヨルダンに出かけたことがある。僕たちを受け入れてくれたヨルダンの人たちは、最高の「もてなし」は客人にあり余る食事を提供することだという文化を持っているらしい。それに加えて、ヨルダンまでの飛行機はドイツのハンブルグ経由で、ほとんど身体を動かさないのに機内食に加えて空港での食事、まるでブロイラー状態だった。僕は「食事を残すことは罪悪である」という文化を持っている。という訳で、帰ってきたら僕の体重は未知の世界に入り込んでいた。

健診結果も、糖尿病の検査であるグリコヘモグロビンという値が危険領域に入り、これではと思い意を決して歩き始めたのが三年前である。冬が近づいて、滑って転んでは大変と、それから近くのジムに通っている。先日調べてみたら三年間で五〇〇回となった。そのお陰で「最近、お腹がへこみましたね」と言われるようになった。

僕のメタボが少し解消されると、不思議なことにメタボの患者が集まり始めた。先日、五〇代の女性がニコニコ顔で「先生、体重が減りました」とうれしそうに報告に来てくれた。三か月ほど前にメタボで診察した患者である。初診の時「体重はどうですか?」と聞くと、「六〇キロぐらいでしょうか」という。それではと体重を測ってみると六三キロであった。肥満気味の患者のほとんどは、希望的要素が含まれるのか、自己申告よりも数キロオーバーしているのが常である。自宅に体重計はあるものの、怖くて乗る気にならないという。僕はメタボの患者に、デジタル体重計で毎日測定し記録することをすすめている。一キロの体重をコントロールすることは難しいが、日々の生活で〇・一キロは変動する。その〇・一キロを一〇日続ければ一キロになる。毎日体重計に乗っていると、どういうことをすると体重が増えたり減ったりするのかわかってくる。そうなればしめたものである。そして、特に女性には「殺し文句」がある。「一キロ体重が減ると一歳若返るそうですよ」。これには目を輝かせる。

お腹がへこんだとはいえ僕はまだメタボの範疇にある。先日このことを同僚と話していたら、「体重を減らしなさい」とメタボの医者に言われたくないだろうなって忠告を受けた。まだまだ精進が足りない。

（二〇〇九年一月）

ヒミツ

五年前から僕の外来に通っている女性のお年寄りが、つい先日八九歳の誕生日を迎えた。

僕が「Mさん、お誕生日おめでとう」と言うと、「早くお迎えが来てほしい」という答えが返ってきた。僕の外来を受診し始めたきっかけは、前の担当医に「胸が痛いと訴えても、検査をしてもらえない」という不満からだった。実はこの患者さん、「自分は肺がんになっている」と固く信じていて、ちょっとした症状があると胸のことが気になるらしい。

僕は彼女の希望にこたえて胸部写真とCTの検査をした。もちろん何の異常もない。「Mさん、胸のレントゲンはきれいですよ。悪いものは何もありません。安心してください」と何度も説明したのだが、彼女は「先生、私を心配させまいと、うそを言って」と取り合ってくれない。加えて彼女が信じている「悪いもの」は家族にうつると信じているようで、家族との接触には気を遣い、自分のものは自分で洗濯をし、食器なども自分で洗っている。もし自分の病気を家族に知られてしまったら、家に置いてもらえなくなると思っているらしい。

先日、「先生、入院させてくれないか」と相談を受けた。理由を聞くと、お孫さんが家に来るという。かわいい孫に悪い病気をうつしたら「だいばらや（大変だ）」と思っている。昨年の夏も、遠方に嫁いだ娘さんがご主人の法事でやってきたが、その時も「先生、どうしようか」と相談を受けた。

僕は彼女の「思い込み」を受け入れることにした。「Mさん、胸に悪いものがあるけど、今は落ち着いていて、他人にうつることはないようですよ」って。二人だけのヒミツだ。彼女は家族のだれにもこの「悩み」を相談することができないので、僕の外来だけが心を開いて話ができる場となる。

先日もお孫さんのことなどいろいろ話をして、ほっとして帰っていった。僕の外来は分刻みの予約になっているが、その後の予約の患者さんに少し待ってもらってでも、彼女の話を聞くようにしている。

「先生、いつお迎えが来る？」といつも僕に聞いてくる。今年も九〇歳の誕生日を元気に迎えられそうである。

（二〇〇六年四月）

極楽、極楽

僕が在宅管理をしている大正一桁生まれの女性の患者さんがいる。

一〇年ほど前は一人で通院していたが、そのうち家人の付き添いが必要になり、数年前からは二週に一回往診する訪問診察になった。お世話をしているお嫁さんの話によれば、僕の往診の日は朝からそわそわして落ち着かないという。少し認知症もあって、早くに死に別れたご主人と毎日暗くなるまで田んぼ仕事をした苦労話になる。もう何十回と聞いている。

ご家族の介護も大変そうなので、デイサービスの利用をお勧めした。でも、頑として行きたくないとの返事。どうも家を離れるとそのままどこかにやられてしまって、家には帰してもらえなくなるという不安があったようだ。

自宅のベッドで寝たり起きたりの生活をしている高齢者は多い。介護保険のデイケアやデイサービスなどを利用して社会とのつながりを持った方が良いと思うのだが、利用を望まれない方も多い。その理由はいろいろあるが、その中で、高齢になった「みじめな姿」を人にさらしたくないという思いが強い方もいる。自分だけが歳をとっているわけではなく、みんな同じなのにだ。

しかしいったんデイケアやデイサービスを経験すると、そんな不安がいっぺんに吹っ飛んでしまう。そして、そこには自分の孫のようなスタッフがいて、自宅ではありえないような「孫」との疑似体験がある。

この患者さんにも「病院に行く」ということにして一度デイサービスの「お試し」をしてもらった。結果、デイサービスが大変気に入られたようで、今ではカレンダーに印をして楽しみにしている。

週に二回デイケアに通い始めて数ヶ月が経過するが、訪問するたびに若返っているような印象を受ける。「お風呂に入れてもらって、御馳走をいただいて」、それが全部「ただ」なのだと得意げに話をされる。確かにデイサービスではそのつどお金を払うわけではない。

デイには若い男性のスタッフがいるそうだ。最初は男性に入浴介助をされるのを恥ずかしがっていたのだが、慣れるとそれが楽しみになってきた。男性スタッフをはべらせて、身体まで洗ってもらえる。まさに「極楽、極楽」である。
デイに行くようになってから、認知症が少し改善し、足腰もしっかりしてきた。デイの日は身支度に気合が入る。気合が入ると少しずつ若返る。西方の「極楽」に行く前に、もっと地上の「極楽」を味わってほしいものである。

（二〇一一年一一月）

熟年夫婦

先日、六〇歳をちょっと過ぎた女性が、「先生、最近あまり眠れなくて身体がだるいのです」という訴えで受診された。話を聞いてみると、夫を亡くされたご主人の妹さんと一緒に韓国に行くのだという。「私、あまり旅行が好きではないんです。韓国の焼き肉とか、辛いものは苦手で」。でも、妹さんが一人でさみしそうだからお前がついていくようにと、ご主人が旅行を企画されたようだ。

話は続く。

「主人は、旅行に行こう行こうと言うんですよ。昨年もインドネシアのバリ島に行ってきたのです」

「ほー、バリですか。楽しかったでしょう」、バリに魅せられている僕。

「でも、少しも楽しくなかったのです。毎日ホテルに着くのが九時を過ぎるし、香辛料の効いた食事ばかりで、私の口に合わないんです。私は日本食が良いのに」

どうも盛りだくさんのスケジュールが組まれているパック旅行らしい。

「バリにも日本食のお店はいっぱいあるのですよ。ご主人のためにというよりは、奥さんが楽しめる旅行を一緒に考えたらどうですか。二人でゆっくりできるようなスケジュールにして」と僕。

退職後の人生を楽しみたいというご主人の姿が浮かぶ。そして、そのご主人を支えて生きてこられた奥さん。やさしいご主人は、奥さんと一緒に第二の人生を楽しみたいと思っている。

もう一組、七〇歳代の夫婦がいる。ご主人は、大腸がんの手術以来の僕の患者さんだ。その後、大動脈りゅうで命が危ぶまれる危険な状態に陥ったが、手術を受けて元気に過ごしておられる。先日、「先生、フランスに旅行したいのですがいいですか」と僕に聞いてきた。僕は大動脈りゅうの手術のことを思い出した。当時、奥さんが僕の所に相談に来られて、涙を流しながら話したことを。

「主人のことは本当に心配でした。病気が治ったら『心配かけた』の一言が欲しかった。そして、どこかゆっくりと旅行がしたかったのに。その一言もなしに、さっそく友達と一緒にゲートボールに行ってしまったのです」

僕は彼に条件をつけた。「奥さんを連れていくのであれば許可しますが」

僕たち夫婦も昨年パール婚を迎えた。子どもたちも手が離れ、これからが二人の人生だと思っている。いつ、何が起こるのかわからないこれからの人生。それまで楽しく過ごしていきたいと思う。そんなことを二人の奥さんに話した。今度、明るい笑顔でお会いできるのを楽しみにしている。

（二〇〇九年三月）

難聴

医療の現場にも電子カルテが導入されて、診察室の様子もずいぶん変化した。以前は診察介助の看護師が順番に診察室に誘導してくれたものだが、看護師不足ということもあり、いつの間にか診察室から看護師がいなくなり、医師は予約画面を見て患者を呼び込むことになった。看護師に用事がある時は診察室の机にある呼び鈴を鳴らして看護師を呼ぶ。まるでレストランで食事を注文する時のようだ。

診察室のドアを開けて「Aさん」とお呼びすると、待合室で待っているお年寄りがいっせいに顔を向ける。そしてその内の一人が入ってこられ診察を始めると、どうも様子がおかしい。「お名前は?」って聞くと「Bです」と返事される。高齢になるとどうしても難聴の患者様が多くなる。耳が遠くなると診察を待つことがどうも苦手のようで、自分が呼ばれているのかどうかとても気になって、目が合うと自分が呼ばれたと勘違いされてしまうことが多い。こういうことが原因で医療事故になる場合が多い。だから名前の確認には、必ず患者さんに名乗ってもらって確認するように徹底している。

僕は昔から声が大きい。「プライバシー」なんていう考え方がなかった頃、隣の診察室との境はカーテンのようなもので仕切られていた。僕が「お元気ですか？」って声をかけたら、隣の診察室から「元気です」って返事をされたことがある。今でも、寝たきりの患者さんに声をかけると、びっくりさせてしまうことも多い。

先日、あるお年寄りの患者さんから「先生の声は大きくて、よくわかる」と喜ばれた。いつも診察している主治医は声が小さく、ほとんど聞こえないので、娘さんに付き添いで来てもらっているそうだ。僕が「ちゃんと聞こえるでしょう。お元気ですか？」ってお話しすると、にこにこして「聞こえる、聞こえる。元気ですよ」って答えられた。やはり高齢になっても自分で理解し、意思は自分で伝えたいものである。医療の安全性という点でも重要なことだ。お年寄りには大きな声でゆっくりとお話しすることが大切だと思っている。

お年寄りの診察が続くと、次第に声が大きくなってしまう。「身体の調子はどうですか？」って、つい大声になってしまう。「先生、わたしゃ耳は達者ですよ。もう少し小さい声で話してもらえませんか」っていう方もおられるので難しい。お年寄り全ての耳が遠いわけではない。でも先日、あるお年寄りから「先生の元気な声を聞くと、元気をもらったような気がする」と言われた。僕は、少しくらい苦情があっても大きな声の方が良いと思って、今日も大声を出して診察している。

（二〇〇九年一〇月）

スキンシップ

僕はもともと外科医だが、最近は予約なしの患者さんを中心とした総合外来に出ることが多い。先日、ある五〇代の男性が受診された。私が血圧を測り、診察をすると「身体を診ていただけるのですか」と不思議なことを聞かれた。

その患者さんは糖尿病で、定期的にある大きな病院を受診されているという。その病院では、診察室に入ると、担当の医師は画面を見て「変わったことはないですね」と聞き、当日の検査結果を見て「糖尿病のコントロールはいいですよ」と検査結果の説明、そして「では、お薬を出しておきましょう」「次回は〇日です」と言って終わってしまうという。その医師は一度も患者さんの顔を見ることがないという話だ。「変わったことはないですね」という言葉には、「余計なことを言わせないぞ」という響きがある。「お変わりはないですか」「調子はどうですか」の方が良いように思う。

電子カルテになって、確かに診察室での医師の業務は増えている。患者さんの訴えの入力が多くなる。を入力して、身体所見を入力し、そして検査や投薬のオーダー、最後に指導料などの入力がある。もたもたしていると、患者さんとの対話よりコンピュータとの対話の方が多くなる。

私の予約外来は三〇分に五人の予約枠がある。もう少しゆっくりお話をと思っても、予約画面には受診を待つ患者さんのリストがずらり。患者さんは予約なんだからその時間に来れば診察してもらえると思っている。何もなければ時間通りに終わるのだが、全ての患者さんがそうだとは限らない。最初は順調に滑り出しても、少しずつずれてくる。おまけに、予約外来とはいえ日頃管理している患者さんが調子を悪くして受診されたり、初診外来が混んでくると僕の外来に割り込んでくる。別に患者さんが割り込むのではなく看護師が割り込ませるのだけど。僕は患者さんを待たせないようにと馬力をあげて診察する。そうしてちょっと余裕ができると、看護師はその隙間を見逃さず、そこにまた予約なしの患者を割り込ませる。まるでイタチごっこだ。

そうはいっても予約外来なので、最大一時間以上お待たせしないように努力している。患者さんも、待合室の状況を見ながら自分の診察時間を考える。場合によっては、タイムキーパーの患者さんも存在する。ちょっと長くなった患者さんの後に入ってきて、「先生、あの患者ちょっと長すぎるわね」っていうように。そして、診察室の前でじーっと見張っているので「お待たせしてすみません」と謝ると、「先生も大変だね」って同情していただける。

これでは患者さんの満足は得られないだろうなって、いつも思っている。五分ほどの診察時間にいかに満足度を高められるか、ここが一番の工夫のしどころである。可能な限り入力する手間を省くためにテンプレートという決まった書式を利用し、患者さんの顔を見ながら入力する。血圧は必ず測定し、聴診器は必ず当てる。やはりスキンシップは大切である。そして最後に「これでよろしいですか」と確認する。でも、時々「これでよろしいですね」という押しつけ表現になってしまう。

先日ある患者さんに質問された。「先生、胸に聴診器を当てて、何がわかるのですか」って。私の早業のような聴診器の当て方は、何かの儀式のように思えたのかもしれない。スキンシップはやはり丁寧にしなければならないと反省させられた。

（二〇〇九年一〇月）

往診が両替

僕には週一回往診のパートがある。正確には往診ではなく訪問診察である。「往診」というのは患者からの求めに応じて臨時に行くもので、「訪問診察」は患者の同意を得て定期的に訪問するものをいう。訪問回数は多くは二週に一回だが、四週に一回のこともある。僕の場合、三時間ほどの往診時間の間に一〇軒ほどのお宅を訪問する。閉鎖的な診察室の中での仕事から解放されて、外での往診パートは楽しい。そして僕は「晴れ男」。たいがい天気が良いときている。

四年ほど前から二週に一回ほど訪問している七〇歳を過ぎた独り暮らしのお宅がある。何度もお腹の手術をして、時々腸閉塞にて入院となる。彼女は長い間母親の介護をしていたが、五年ほど前に母親が亡くなってから、今度は彼女の調子がおかしくなった。彼女は週三回のデイサービスを利用して、ヘルパーさんが食事の世話などの生活援助に入っている。彼女はいつも「何にもすることがなくて、さみしい」と話している。

訪問すると、彼女はいつも炬燵《こたつ》テーブルの横に座り、寒い時はその炬燵の中にもぐり込んでいる。テレビはあるが、ついているのを見たことがない。どうしてテレビを見ないのって聞くと「面白い番組がないから」と言う。彼女の周りには、デイサービスの時に撮った写真がいっぱい飾られている。誕生祝いの時にスタッフにお化粧をしてもらった写真もある。「素敵ですね」って話をすると、ちょっと恥じらいを見せながら誇らしげに、写真をいっぱい見せてくれる。彼女と社会のつながりは、デイサービスと、そして訪問診察をする私たちとヘルパーさんだけだ。

僕が部屋に入っていくと、「いつもすまんけど、これたのむわ」と言って瓶に入った一〇〇円玉を差し出す。僕が診察をしている間、看護師が両替をする。僕は最初、息子さんがタクシーの運転手をしていて、その小銭をもって来るのだという彼女の説明に納得していた。でもちょっとおかしい。最近ようやく理解できた。彼女は一〇〇〇円札以外では買い物ができない。だから硬貨がどんどん溜まっていく。

いつもは一〇〇円玉と一〇〇〇円札の両替なのだが、先日「これもたのむわ」と瓶に入った一〇円玉の山を出した。数えてみると一〇〇個以上ある。私が一〇個ずつの山にして、「これでいくらかな」って聞いてみた。彼女は数え始めるが、途中でおかしくなる。認知症の場合、いろいろな症状が出てくる。お釣りの計算ができないというのもその一つの症状だ。

訪問診察で僕は彼女の診察をして、薬の処方箋を渡し、いろいろな療養上の指示を話す。そして同行する看護師は、お金を数えて両替をする。両替も彼女が在宅で過ごしていくための重要な援助の一つだ。彼女は一〇〇〇円札がなければ生きていけない。看護師は「重い」って悲鳴を上げることになるが。

（二〇一〇年四月）

コンビニ受診

病院の休日・夜間などの救急対応は、医師不足のためにとても大変になっている。僕も六〇歳の大台に乗ったが、時々、日直や当直に駆り出される。昔は五〇歳を超えると当直免除という慣例があったが、それではとても回らない。しかしこの歳と力量では、時間外にひっきりなしに救急車がやってきて、救急患者でごった返す救急病院の当直は無理だ。どんな病院でも二四時間医師がいることが必要なので、比較的対応患者の少ない病院に回される。

ある日曜日、そんな病院の日直だった。朝九時に当直医と交代して、夕方六時の当直者への引き継ぎまで九時間の勤務だ。この病院は地域に密着した病院だが、重症の患者の来院はほとんどなく、いつもかかりつけ医としている患者の対応が主で、当日も七～八人ほどの患者を診察した。

病院のすぐそばに住んでいる独り暮らしの八〇歳ほどの女性が、朝から頭痛がひどくて、痛み止めを三回飲んだが良くならないという訴えで来院した。両肩から後頸部《こうけいぶ》(うなじ)にかけての「こり」がひどく、緊張性の頭痛のようだ。独り暮らしのために、調子が悪くなっても誰にも相談できず、そのまま死んでしまうのではないかという不安も加わっている。

僕は後頸部の「ツボ」の所に局所麻酔剤を注射して、その場所を軽くマッサージした。局所麻酔剤を周囲に効かせるためだ。それを見ていた看護師が「良かったね。先生がマッサージをしてくれるって」。「マッサージじゃないんだよ」って言おうとしたが、僕はその言葉を引き継いだ。「ほら、ずいぶん良くなったでしょう」。「マッサージ」をするごとに彼女の痛みが引き、表情も穏やかになってくる。

「病院が近くなんだから、いつでも調子が悪い時には来てよね」って話して診察室を出ようとすると、看護師が僕を呼びとめた。「先生これ」。紙袋に温かいものが入っていた。僕はありがたくいただく。医局に帰って袋を開けてみると、それは白い「タイ焼き」だった。

コンビニ受診という言葉がある。コンビニに出かけるような軽い気持ちで時間外に救急外来を利用することを意味する。最近、病院の救急外来に患者が集中し、救急医療がマヒ状態になってしまうことがあり、国も「コンビニ受診を控えよう」とキャンペーンを張っている。二〇〇九年秋の新型インフルエンザ流行の時に、当時の仙石大臣も「軽症の方々はあまり病院なり医療機関、開業医のほうに行かないでほしいことを誰かがちゃんと言うべきだと。つまり、コンビニ受診を控えようというコンセプトが非常に重要だと」と発言している。

しかし、「コンビニ受診」というのは医療者側の判断だ。患者にとっては、発熱や腹痛が風邪や胃腸炎などの軽症のものなのか、あるいは一刻を争う病気の前触れなのか、判断はできない。患者の不安度には個人差があり、やはり専門の医師に相談したいと思うのは当然であろう。救急医療を担当している医師からの「コンビニ受診を何とかしてほしい」という訴えは十分理解できるが、やはりその責任を患者に押し付けるのは間違っている。

日本の長年にわたる医療費の抑制によって、医師不足が深刻となり、第一線医療が崩壊の危機にある。救急医療も、一次・二次の医療機関が救急医療を継続することが不可能となり、三次救急に全てが集中した結果、救急病院がパンク寸前の状況となっている。地域のかかりつけ医療機関がしっかりと機能し、二次・三次と送られてくる救急体制が必要で、医師を増員し医療を充実することなしに、救急医療の崩壊は解決しない。

（二〇一〇年六月）

貧困と熱中症

猛暑が続く八月の始め、僕の定期往診の日の朝にＰＨＳが鳴った。七〇歳後半の在宅の患者が朝から食事をあまり摂らないが、インスリンをどうしたらよいかという相談だった。一年少し前から二週間に一回の訪問診察をしている。糖尿病があり、左足を太ももから切断していて、日中はいつも車いすに乗っている。狭いアパート住まいなので、朝、定位置に車いすを置いたら、寝る時まで同じ場所だ。週何回かはデイケアのサービスを受けている。

主な介護人は奥さんだ。糖尿病の治療のために毎日インスリンの注射が必要だ。インスリンを自分で注射するのを自己注射といって、今は便利ないろんな注射器具が開発されている。でも奥さんはこれらの新しい注射器具を操作できないので、看護師が昔ながらにインスリンの瓶から注射器に必要量を充てんしておいて、それを奥さんがご主人に注射している。一度、ご主人が食事を摂っていないのにインスリンを注射して、低血糖になって救急車で搬送されたことがある。そんなこともあって、奥さんが病院の方に電話してきた。

午後このお宅を訪問すると、ご主人がいつもの定位置で車いすの上でぐったりしている。やはり朝からほとんど何も食べないという。部屋の中が異常に暑い。温度計を見ると三四度となっている。「水分は？」って聞くと「できるだけ飲ますようにはしているが」との答え。「どのくらい？」って聞いてもはっきりしない。典型的な脱水症だ。点滴を始めるが、いつもは特別痛がりの患者さんも、針を刺しても反応がない。

奥さんに「クーラーは？」って聞いてみた。「クーラーはあるけど、主人が嫌いなもので」という返事。窓は開いているが、窓からは熱風が入ってくるだけで風の通りも良くない。それにしても暑いと思って周りを見ると、部屋の中にあるガスコンロでお湯を沸かしている。暑いはずだ。「クーラーをつけなきゃ」って言うと、しばらくして申し訳なさそうに「実はクーラーが壊れていて」と言う。

その後、他の患者の往診をしている間に、ちょっと心配になり電話を入れてみる。少し元気になって、ヨーグルトを食べたという。二時間ほどして点滴の針を抜きに寄った時には、ずいぶん元気になっていたので一安心。

この日の往診件数は一一軒。その内クーラーが入っていなかった家は、この家を入れて三軒だった。残りの二軒はいずれも生活保護の家で、一軒はクーラーすらない。この八〇歳前後の認知症の女性が、「暑い、暑い」と言って扇風機の前に座っていた。このお宅の気温も三四度。もう一軒も八〇歳前後の慢性呼吸不全の生活保護の家。この家にはクーラーがあったが使用しておらず、窓を全開にして室内の気温は三二度。

それにしても今年の夏の暑さは異常だ。多くの患者が救急車で搬送され、熱中症で死亡している。炎天下の重労働やスポーツは熱中症のリスクであるが、高齢者の世帯もまた熱中症のリスクである。加えて、認知機能が衰えると暑さの感覚がなくなってくる。

東京都の発表によると「東京都の七月一七日から八月六日の死亡者は九六人」で、「年齢別では六五歳以上の高齢者が九〇・六％で、男女別では女性が六一・五％だった。また、家族構成別では独居者が七四％、発生場所は室内が九五・八％と大半を占めていた」そうだ。都は「こまめな水分補給と冷房による室内の気温調節が重要。地域や親族の気配りで独居者の熱中症を予防できる」と言うが。
「冷房による室内の気温調節が重要」といっても、クーラーがない家はどうすれば良いのか。そんなことが気になって、僕が外来で管理している生活保護の患者にどうしているか聞いてみた。クーラーがあるのは約半分。クーラーがあっても、電気代がもったいないからと使っていない家もある。「どうしてクーラーを使わないの？」って聞いてみる。「クーラーが好きじゃなくて」。その返事が鬼門だ。電気代もばかにならない。

そして、「地域や親族の気配り」も薄くなってきている。経済的な厳しさが、隣近所、親戚との関わりを疎遠にしている。経済的な厳しさが「いのち」を狙っている。もう自己責任ではすまされない問題だ。政治の力が問われている。

（二〇一〇年八月）

賄賂

診察が終わると、看護師が「先生、お届けものです」と言ってレジ袋を持ってきた。レジ袋にはきゅうりが六本入っている。名刺が挟んである。名前に記憶がある患者さんからだ。

この患者さんは七〇歳後半で、一ヶ月に一回高血圧で通院していて、一年ほど前に健診で糖尿病が見つかった。食事療法や運動療法を指導したが、生活習慣がなかなか変わらなかった。でも暖かくなると、次第に糖尿病の値が改善してきた。冬の間は寒いので家にこもっているが、春になると畑で野菜作りを始める。そして、そこで収穫した野菜を届けてくれる。六月はサヤエンドウだったし、今回はきゅうりだ。

僕の外来の予約は三〇分枠に五人となっている。九時の予約は、九時から九時三〇分までの予約。一人につき約六分の計算だ。この時間は、ドアを開けて患者さんをお呼びし、上着を脱いでもらって診察して、所見を入力して処方し、患者さんが上着を再び着て診察室を出ていかれるまでを含む。タイマーか何かがあって、六分が経過すれば「はい、あなたの持ち時間は終わりです」といけば一番簡単だが、そんなわけにもいかない。

「調子はどうですか」「いいですよ」「血圧もばっちりだし、合格ですね」「では、いつものお薬を出しておきましょう」「次回は○○日です」。何も変わらなくていつも通りのお薬をお出しする患者さんは、だいたい時間通りに終わる。

でも、そんな患者さんばかりではない。「先生、最近ちょっと食欲がなく、身体がだるいのですが…」「実はうちのカミサンが…」などの話が出始めると、診察時間が延びる。診察が終わって処方をしてしまってから、「あ、先生忘れていました。最近ちょっと風邪気味なんです。風邪薬もお願いできますか」なんていう話になると、もう一度処方のし直しになる。調子が良くなかったり、いろんな症状があって、時間が延びてしまうこともある。そして、予約外でどうしても僕の診察を希望される患者さんもいる。最大でも三〇分以内の待ち時間にしようと頑張るが、流れが悪いとそれ以上になってしまう。

「九時の予約」であれば、五人の患者さんが自分の診察は九時からだと思って待っているわけだから、一番遅い方は三〇分ほど遅れることになる。このきゅうりの患者さんは、「先生、ちょっと急いでいるんです。早くしていただけますか」と看護婦に暗に伝えているのだ。

僕は賄賂と知りながら、診察の順番をちょっと早くして便宜を図っている。この患者さんも、僕への貢物のために畑仕事を頑張る。そうすると糖尿病のコントロールが良くなる。まあ、治療法の一つだと思って、ありがたく賄賂を受け取っている。

（二〇一一年七月）

一〇日分もあればいい

八三歳の女性が息子さんに連れられて僕の外来を受診した。能登半島の先端に住んでいるが、体調を崩して金沢の息子さんの家に身を寄せており、薬がなくなったので処方して欲しいという。

地元にいた一月の中頃、歩きにくくなったので近くの診療所で受診したら、精密検査のために地元の市立病院を紹介された。そこでもよくわからなかったため、金沢にある県立中央病院を紹介されたという。能登の先端から金沢まで車で二時間余り。一〇年前に鉄道は廃線となり、今ではバスが運行されているが、八三歳の老人が紹介状を持って受診できる状況ではない。

国は一次・二次・三次と医療圏を設定し、医療機関の医療連携によって地域医療をカバーしようとしている。しかし過疎化が進む地方においては、バスや鉄道などの公共交通機関が不便となり、紹介状を書いてもらってもおいそれとは自分の足で出かけることができない。能登北部の地域では、何万人と住んでいる市ですら、ちょっとした病気であってもその地域では医療を完結できなくなっている。

結局、金沢に住む息子さんが迎えに行き、金沢にある県立中央病院を受診させたが、結果は「歳のせい」だということになったらしい。息子さんに詳しく聞くと、どうも独り暮らしで食事が十分に摂れず、栄養失調のような状態だったそうだ。金沢の息子さんの家に来て体調を取り戻した。

老女が住んでいたのは、冬は厳しい北風が吹き荒れ、海が山に迫る海岸べりの漁村だ。高齢になると、独り暮らしの生活は大変だ。

僕はこれまで出されていたたくさんの薬を処方して、「何日分にしますか?」と聞いた。すると「一〇日分もあればいい、もうすぐ能登に帰る」と言う。そして、「こんな金沢にいたら身体が弱ってしまう。早く帰らなきゃ」とも言った。どうも金沢での息子さん一家との生活は、自由気ままに過ごしてきた能登の生活と比べると窮屈なようだ。おまけに話をする知り合いもいない。息子さんも母親の言葉に苦笑い。僕は二ヶ月分処方した。

高齢者の田舎での独り暮らしは厳しくなっている。せめて食事の宅配や生活援助があればと思うが。僕の母親も田舎の独り暮らしをしている時に、介護サービスの利用を考えた。九〇歳を超えていたのに判定結果は「自立」。「自立」では介護サービスは何も受けられない。仕方がないので二年ほど前に金沢に連れてきた。

住み慣れた地域で最後まで住みたいという高齢者の希望をかなえるのは難しい。

（二〇一二年三月）

薬が余っているのですが

僕は一〇年ほど前から高血圧と胃潰瘍の薬を朝一回服用している。最近は前立腺肥大の薬も増え、合計五種類の薬を飲んでいる。でも、忘れずに毎朝飲むっていうのは至難の業だ。僕の場合は一日一回の服用なのでそれほどでもないが、それでも飲み忘れることがあるので、毎朝、出勤して自分の机に座ると薬を飲むように習慣づけた。でも、出張などでいつものリズムが狂うとつい飲み忘れてしまう。

服用回数が多い場合は大変だ。お薬カレンダーのようなものに、朝・昼・夜と服用時ごとに薬を入れておく便利なものもある。先日来られた患者さんは、毎朝奥さんから薬を渡されるという。こんな素敵な奥さんがいればいいのだが。

ということで、どうしても薬が余ってくる。「先生、あの赤いお薬が余っているのだけど、今回だけ五日分減らしてくれる?」って言われると大変だ。患者さんは、医者が薬を処方するのだから、赤い薬、大きな白い薬、カプセルと言えばすぐわかると勘違いしている。

昔は医者も自分で調剤することがあったので、たいがいの薬がどういう色でどういう形をしているのか知っていた。だから「あの薬」と言えば「ああ、あの薬ね」ってすぐにわかったのだけれども、最近は、医薬分業といって薬は薬剤師が調剤するので、医師が実際に薬にかかわることが少なくなった。おまけにジェネリック製品（特許が切れた先発品と同じ効果と安全性がある後発品の安い薬）が奨励され、僕が処方した成分を有する薬が調剤されるのだが、実際どういう形や色の薬が薬局で調剤され患者さんに渡されているのか、皆目わからない。

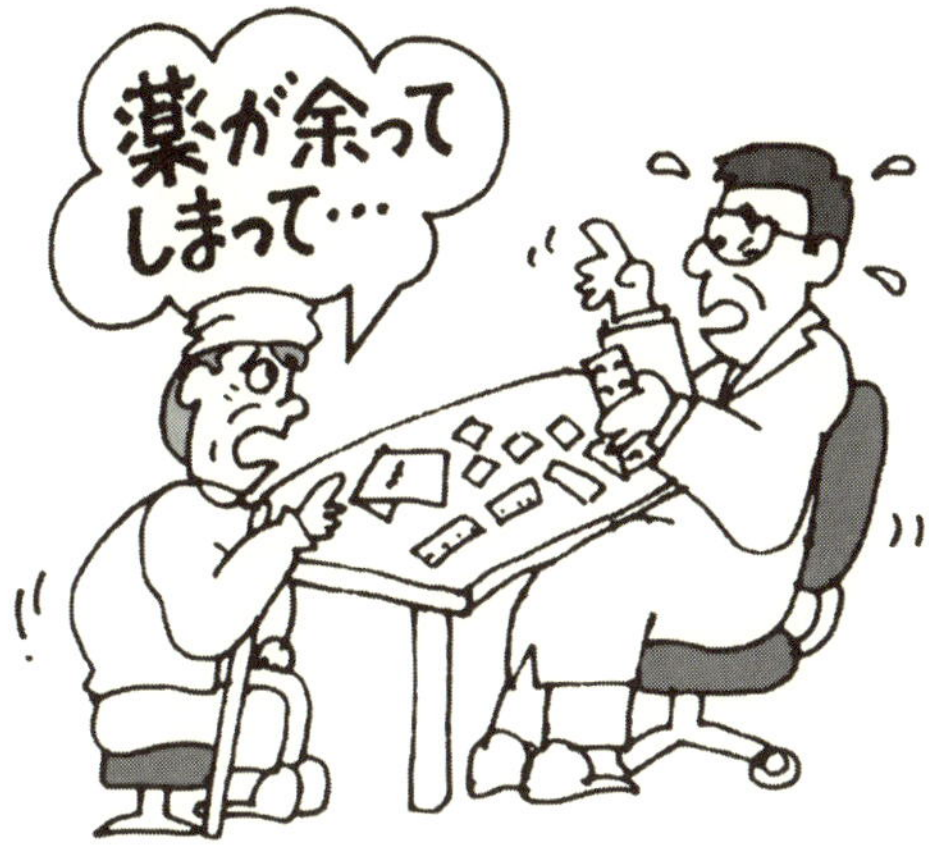

一番困るのが、家にある薬を袋ごと持ってきて、「先生、薬が余っているので、その分少な

くして」なんて言われる場合だ。僕は待合室で待っている患者さんを気にしながら、薬を袋から出し、その数を数えて、足らない分だけ処方する。

オーダリングシステムというコンピュータを採用している病院では、コンピュータの履歴から前回処方した薬を引っ張ってきて、変化がない場合にはそのまま処方する。新しい薬を加えたり変更する場合は、その部分だけを変更する。これが一番簡単だ。以前もらった何々の薬なんてなると、今までの処方の履歴をずーっとたどらなければならない。薬を調節して欲しい場合は、薬局でもらう薬の説明書やお薬手帳などに、これはいる、これはいらないとメモしていただけると、とってもありがたい。

体調が悪かったり、急な用事ができて、予約していた日に病院に来れないこともたまにはある。また大雪や台風などで受診できないこともある。そんな時のために、薬は少し余裕をもっておいた方が良い。

（二〇一二年五月）

労働組合の専従も

血圧二一〇／一二〇mmHg。これが久しぶりに診た彼の血圧である。

僕はある土曜日の午後、日直をしていた。彼はある小さな労働組合の専従をしていて、昔からよく知っている。彼は五〇代後半。二〇年来の糖尿病があり、最初は飲み薬で治療していたが二年前からインスリンを自分で注射している。二種類のインスリンを一日四回注射しないと、糖尿病のコントロールができない。彼は、糖尿病の他に高血圧、脂質異常症（コレステロールなどが高い）があり、脳梗塞や心筋梗塞を引き起こしやすい動脈硬化のリスクをいっぱい持っている。最近は糖尿病の専門外来に通院しているが、以前は僕の外来も時々受診していた。彼のあまりのコントロールの悪さに、「娘さんの嫁入り姿を見れないよ」と僕が言うと、彼は「そうか、それは困る」と言って時々心を入れ替えた。

今回も五日間ほど薬を飲んでいなかったという。僕はいつものように「伝家の宝刀」

を抜こうと考えたが、何となく元気がない。「病院に来る金がなかった」と彼は話し始めた。彼の組合は、この不況の中で組合員が減って、財政状況が悪化したそうだ。最初は経費を抑えるなどして何とかやってきたが、どうしてもやり繰りできなくなり、最後の一手として専従の人件費を削減したのだという。彼の給料は月二二万円、それが一〇万円カットになり一二万円になった。労働者の生活困難が、その労働者を守る労働組合の存在をも脅かしている。

彼の場合、受診するたびに病院に五〇〇〇円、薬局に九〇〇〇円の自己負担分が発生する。とても月一回、病院を受診する費用が出てこない。次の組合の大会までに組合員を増やせば、カット分を元に戻せるのだと彼は言う。彼の組合は個人事業者の組合である。この不況の時代に、組合員が減ることは予想できても増えることはとても期待できそうにない。「あんたの所はユニオンだよね。いいな」って言う。

国は、二〇〇六年の医療「構造改革」で医療費を削減することを決めた。糖尿病の医療費が年間一兆円、透析療法の医療費も一兆円を超え、医療費を圧迫している。糖尿病やコレステロール高値の患者を早期に見つけて早期に治療すれば、医療費の伸びを抑えることができると考えたのだ。メタボの対象者は、運動をして、生活習慣を改めれば、病気は良くなるのだという単純な思考である。

確かに、生活習慣を改めることによってメタボが改善する患者がいることは間違いない。でも、彼のように生きていくのが精いっぱいの一二万円で生活している人たちがいる。運動する時間があったら、その時間は働かなければならない人たちだ。やむなくインスリンを使わなければならない状態にもかかわらず、医療費が払えず、治療を継続できない人たちがいる。そういう人たちの糖尿病が悪化し、合併症が発生する。最近、糖尿病の治療を中断して、救急車で搬送されてくる患者が増えている。彼も治療を中断すれば、脳梗塞か心筋梗塞になるリスクが高い。まさに貧困が病気を生み、病気が貧困を生むという悪循環である。この悪循環を断ち切らなければならない。病院の自己負担を心配することなく、安心して医療にかかれるようにすること、これが一番大切なことではないだろうか。

僕は、彼にもう「娘さん」の話をすることはやめた。

（二〇一〇年三月）

トイレ文化を考える

以前、僕の知人がキューバから帰ってきて、旅行中の面白いエピソードを話してくれた。

キューバに着いて二日目から彼のお腹が異様に張ってきて、腰まで痛くなってきたそうだ。翌日もお腹が張っているのに排便がない。同行のみんなが食べているおいしそうなキューバ料理も口に入れることができず、ため息ばかり。同行した医師から「腸閉塞」かもしれないという診断を受け、地元の診療所を受診した。西洋医学と東洋医学を取り入れた「統合医学」という治療を親切なキューバの医師に受け、ひとまず症状は改善したということだった。

キューバのトイレは「紙なし」「便座なし」「水洗なし」の三拍子だったそうで、彼の「ウォシュレットのないトイレはトイレではない」という文化と全く相入れなかった。僕の想像するところ、あまりのトイレ文化の違いに彼の腸がストライキを起こし、排便することを拒否してしまったのだろう。

先日、オーストラリアで二年間の医学教育を勉強してきた医師が、研修報告の合間に「日本の常識と世界の非常識」という話をしてくれた。日本人は、便座が温まっていてウォシュレットがあるトイレが当たり前だと思っているが、これは世界の非常識だと。

確かに、僕も何度か海外に行ったことがあるが、日本のように「高度に発達した」トイレにお目にかかったことはない。せいぜいトイレの横にシャワーがついていて、それを股の下において洗浄するものがある程度である。でも、この調節が難しい。ヨルダンのアンマンのホテルにこのシャワーがあったが、一気に水が出てきて、洋服が水浸しになってしまったことがある。カザフスタンのセミパラチンスクに行った時、車での移動の際のトイレは建物の陰であった。モンゴルのウランバートルでは草原の全てがトイレになるという。

そんなふうにトイレのことを考えていると、日本ほどトイレ文化が進化した国はないのではないかと思えてきた。僕は戦後生まれであるが、小さい頃はいわゆる「ポッチョントイレ」で、お尻を拭く紙は新聞紙。トイレに入ると、ひたすら古新聞を手でもんで柔らかくした。僕が二〇歳の頃、今から四〇年ほど前になると水洗のトイレが一般的になり、三〇年ほど前に建てた我が家も暖房便器、ウォシュレット付きのトイレとなった。

子どもたちはそのようなトイレが当たり前だと思っている。子どもたちが小さかった頃、田舎はまだ旧来のトイレで、風向きによっては家の中に「田舎の香水」が充満した。子どもたちは、この匂いが嫌だと言って田舎に行きたがらなくなった。僕の母親は、孫たちが来ないのは一大事と思って、田舎のトイレをウォシュレット付き水洗トイレに替えた。

トイレ文化の進化は大量の水と電気を必要とする。今後の地球環境の変化の中で、これらが将来において担保されるのかどうか不安になる。福島原発事故によって、電力の大量消費社会の在り方が問われている。温水洗浄便座の電力使用量は年間で原発一基分の発電量になるという。

あまりにも自然な排泄という行為が、特殊な「高度に発達」したトイレ文化の中でしか行えないとなったら。僕は、果たして日本人が将来生き残っていけるのか、心配になってしまう。

（二〇一一年五月）

もう、病院に来れない

僕が医者になって今年で三六年になる。

同僚から「昨日、先生が診た患者さんがね」と言われても、ピンとこない。でも、医者になった当時の患者さんの名前は、自分でも驚くほど鮮明に覚えている。

三〇年ほど前に胃がんの手術をした患者さんがいて、六〇歳を超えた今でも僕の外来に通ってくる。先日、診察室に入ってくるなり「もう、病院に来れないかも」って話をしだした。彼女は一時結婚をしていたが、現在は一人で暮らしている。勤めていた会社も数年前に辞めて、今では月一〇万円ほどの年金暮らしだ。時々近所でアルバイトをしているというが、生活は火の車だという。

彼女の胃がんは完治しているものの血圧が高く、コレステロールも高値だ。それ以外の薬の内服も必要だ。受診時の病院での一部負担金の支払いは四〇〇〇円余り。薬局でも同じくらいの負担金がある。毎月、全額を払えず遅れ遅れになっているそうで、これ以上病院に支払いができないという。

僕はさっそく当院のソーシャルワーカーに相談させた。生活保護は車を持っているからダメだという。当院の低額無料診療をすすめた。低額無料診療とは、低所得者を対象として、病院の一部負担金を免除する制度だ。

僕は彼女の人生を診察室から見てきた。決して贅沢な生活をしてきたわけではない。バブルが崩壊した後、彼女が勤めていた会社が倒産した。幸い別の会社に就職できたが条件が悪くなった。彼女には面倒を見なければならない認知症の父と母がいた。特別養護老人ホームに入所が決まり、その費用負担が大変と言いながら頑張ってきた。そして両親を見送った。

これでやっと楽ができると思った人生。彼女は今、病院に支払うお金を心配しながら生きている。特に大病をしているわけでもない。特別な贅沢をしているわけでもない。普通の生活をしているだけなのに。

（二〇一〇年三月）

負い目

ある八〇歳後半の女性が僕の外来を受診した。

彼女は、骨粗鬆症と腰痛で当院の整形外科に通院していて、高血圧などの内科は近くの開業医の先生にかかっているのだという。彼女の希望は「これからは内科もここで診てほしい」ということだった。住所を見ると、当院がある金沢北部ではなく南部の住所だ。自宅からずいぶん離れている。「内科の先生の所は遠いし、二つの病院に通うのは大変」という理由らしい。でも、開業医の先生の名前を聞くと、当院よりもずっと近くだ。

「内科の先生は近くの方がいいんじゃない?」って話すと、「実は」と言って本当の理由を語り始めた。彼女は後期高齢者保険で一割の負担が必要だったが、四月からその一部負担金がいらなくなった。保険欄をみると生活保護になっている。「四月から福祉のお世話になったんです。いつもかかっている開業医の先生の所に行ったら、受付の人が挨拶もしてくれない。先生も嫌な顔をするんですよ」って。僕は、彼女が通っている開業医の先生をよく知っている。開業医の団体である保険医協会という所で頑張っている先生で、弱者の味方になってくれている先生だ。

遠くの僕の病院までどうやって通ってくるのかと聞いてみた。金沢市内には、「フラットバス」という一〇〇円均一の循環バスが走るいくつかの路線がある。その循環バスを乗り継いで、私鉄の市内バスよりは安く来ることができるという。

生活保護は、「施し」でも「恵み」でもなく権利だ。憲法二五条に「一　すべて国民は、健康で文化的な最低限度の生活を営む権利を有する。二　国は、すべての生活部面について、社会福祉、社会保障及び公衆衛生の向上及び増進に努めなければならない。」と明記してある。「すべての国民が、健康で文化的な生活を営む権利」を国が保障しなければならない。

彼女は七五歳まで仕事をして生きてきた。蓄えも底をつき、老齢年金だけでは生活ができない。彼女が人間らしく生活をしていくことは「施し」ではなく、まさに権利のはずだ。

もう一人、六〇歳を過ぎた患者の診察をした。彼女は加賀の温泉街で長い間仲居さんをしてきた。次第に手に力が入らなくなり、物をよく落としてしまうことに気がついた。病院に行くと、頸椎《けいつい》の脊椎管狭窄症《せきついかんきょうさくしょう》という病気で、手術をすすめられた。彼女は、手術は絶対いやと言って私の外来にやってきた。時間をかけて手術の説得をしながら彼女につきあっている。先日、「シップをもう少しもらえないか」と言われたが、彼女のシップの量は保険で認められる限度ぎりぎりの量になっている。「これが限度なんですよ」って説明すると、「そうですか。福祉で治療を受けているんですものね」って、寂しそうにつぶやいた。生活保護での医療には制限があると勘違いしたらしい。彼女も生活保護で治療を受けることに「負い目」を感じている。

日本に貧者を救済する法律ができたのは一八七四年だ。難しい言葉だが「恤救規則《じゅっきゅう》」という。この規則は、「現人神」である天皇の慈恵を示すために制定された。生活保護は、恤救規則とは全く考え方が異なった権利としての概念だ。しかし、恤救規則の亡霊がまだ生きている。

（二〇一〇年五月）

医療と介護の狭間

昨年の夏は異常な猛暑だった。今年も全国的に猛暑が続き、八月に入ると僕の病院でも熱中症で搬送されてくる患者が増えた。こんな異常気象の最大の犠牲者は高齢者だ。暑い時期は何とか緊張感をもちながら頑張った高齢者も、お盆を過ぎて暑さが一段落すると、緊張感が緩むのか体調を壊すことが多くなる。

僕の母親は有料老人ホームに入居している。お盆で田舎に帰った疲れが出たのか、先週の初めから風邪気味だ。何度か足を運んで様子を見に行くと、母親は「医者に行かなくてもいいかい？」って僕に聞いてくる。こうなると僕はただの息子で、医者であることは忘れられている。母親が入居している老人ホームには、僕が定期的に訪問する患者がいるのだが、ちょっと認知症の症状が出てきた母親は、「他の患者の所には行くのに、私の所には来ない。どうも親不孝の息子だ」と機嫌が悪くなる。訪問診察は仕事だと言ってもなかなか理解できない。

妻の母親も今年の春から別の有料老人ホームにいる。先週末あたりから食欲がなくなり調子が悪い。こちらは妻が毎日様子を見に行っている。

僕が管理している老人ホームの患者の一人も調子が悪い。もともと「うつ的」な傾向があり、「先生、もっと楽に死ねる薬はないかしら」って聞いてくる。僕は、「申し訳ないね。元気になる方法は勉強してきたけど、あいにく楽に死ねる方法は教わらなかった」って答えるのだが。看護師にも同じことを聞いていた。「早くお迎えが来ないかね…」。看護師いわく「えんま様は忙しいようよ。まだいっぱい待っている人がいるんだって」。老人ホームのスタッフには僕へのホットラインを伝えてあるので、時々指示をあおいでくる。

介護施設に入っている患者の調子が悪くなると、なかなか大変だ。介護施設は介護が中心であり、医療を供給する施設ではない。とは言っても医療と介護をはっきりと分けることができないので、施設にも一定の看護師がいて、連携先の医療機関もある。入所者の状態が悪くなって、明らかに入院が必要な場合は判断が難しくないが、ちょっと熱っぽい、食事を摂らない、元気がないなど、いつもと少し違う症状の場合、お薬を飲んでしばらく施設で様子を見ましょうと判断すると、介護施設のスタッフたちは緊張する。

よく低血圧で失神発作を起こす患者がいた。奥さんの介護負担を減らすために時々ショートステイ（お泊り）を利用していたのだが、ショートのスタッフには「頭を低くして横になってもらえばすぐに良くなるので心配いらないよ」と説明しても、もしものことがあるといけないのでショートは受け入れられないと断ってきた。

介護施設に入所している患者は、可能な限り介護施設で療養できる方が良い。そのためには、介護施設での医療の比重をもっともっと増やすべきだ。まずは介護施設の医療スタッフを増やし、安心して療養できるようにすること。医療費や介護費用の抑制が目的の政策では、高齢者のいのちは守れない。

（二〇一一年九月）

チームSR

「チームSRの力ですよ」。言語療法士が誇らしげに僕に伝えた。「すごいね。口から食べられるようになったんだ」と僕。

「SR」とは僕の病院の「南療養病棟」の略で、介護保険適応の療養病棟のことだ。療養病棟には医療保険の医療療養病棟と介護保険の介護療養病棟がある。この介護療養病棟は二〇一八年三月で廃止されることが決まっている。僕は四二床あるこの病棟を一〇年ほど担当している。担当といっても、朝、御用聞きに病棟に行き、状態の悪い患者さんをチェックして指示を出し、週一回回診するだけの病棟医だ。

SR病棟は急性期の治療を終えて症状が落ちついた患者さんが転棟してくる。初めて顔を合わせると、僕に対して緊張した顔を見せる。何をされるのか不安という顔だ。ほとんどの患者さんは、脳血管障害や認知症のためにコミュニケーションが十分にとれず、自分の意思を表現することができない。治療の理解もできずに拒否もできない。

そういう状態で治療されるって、ずいぶん怖いはずだ。

新しい患者さんに対して僕が最初にすることは、治療の中身を見直すことだ。まず、薬は最小限度にする。必要な薬だけにするということは、看護師の手間が省けるし、誤投与などのリスクも少なくなる。療養病棟は、検査をしても治療をしても、全て包括されているので経営的にも良い。だから検査は最小限度にして、点滴や注射なども見直す。

ＳＲ病棟に来てしばらくすると、患者さんは、ＳＲ病棟は治療をする所ではなく、療養が中心な病棟だと次第にわかってくる。それにつれて表情が穏やかになる。寝たきりにされていた患者さんは、介護福祉士やリハビリのスタッフによって車いすに乗せられてホールにやってくる。そうすると不思議なことが起こる。寝ている顔と座っている顔が全く違って見えるのだ。僕は「この患者さん、誰だったっけ？」と、スタッフに聞くはめとなる。

嚥下《えんげ》障害（飲み込みの障害）があるということで、胃瘻《いろう》（お腹から胃に管を入れ、そこから栄養を入れること）や点滴で入院してくる患者がいる。しかし、「チームＳＲ」

の言語療法士と管理栄養士の手にかかると、口から食べられるようになる人も多い。看護師も口から食べることができるように食事介助をする。口から食べることができると、それまで眠っていた人間としての力が湧き出してくる。声が出てくる。表情が出てくる。

人間というものは、適切な働きかけによって、いくつになっても成長するものだと改めて気づかされる。チームSRの力は、チームを構成するスタッフの力の成果だ。医者はあまり口出ししない方が良い。

（二〇一五年一二月）

貧しさを競い合う社会

先日、三一歳の女性が、身体がだるいという訴えで僕の外来を受診した。身体所見も血液検査も異常はない。彼女にどういう生活をしているのか聞いてみた。彼女は営業の仕事を一日一四～一五時間こなして、ここ三ヶ月休みをとったことがないという。以前から調子が悪く、僕の外来を受診する前に他の医者から精神安定剤を処方されていた。超過勤務手当はと聞くと定額制だという。僕は呆れてしまった。彼女は所定労働時間の二・五倍の時間仕事をさせられている。普通なら超勤料を加えて、規定の賃金の三倍ほどの給与になるはずだ。

明らかに労基法違反である。彼女が労基法違反で労基署に訴えることは可能だろう。でも、彼女はそういう行動をとった途端、職を失うことになる。虐待が疑われる患者が受診してきた場合は、病院は児童相談所か福祉事務所に通告する義務がある。労働者が「虐待」されている場合は、労働基準局に通告する義務を課し、通告した側にも労働者にも不利益を被らないような制度を考えるべきだ。

その翌日、今度はめまいがして吐き気がするという二九歳の女性が来院した。一週間ほど前から咳が止まらないという訴えで、何度か外来を受診している。彼女も、毎日八時から六時の仕事を終えると、七時から一〇時まで居酒屋で仕事をして、週末は二回に一回別の仕事をしているという。聞いているうちに怒りがこみ上げてきた。彼女は「そんなに怒らないでください」と言うが、僕の前に診察した外来医にも「身体を休めなさい」と怒られたそうだ。僕はあなたに怒っているのではなく、そういう働かせ方をしている社会に怒っているのだと説明した。どうも声が大きくなってしまったようだ。検査をすると「過呼吸症候群」（不安やストレスによって呼吸が早くなり、体調が悪くなる状態）だ。どうしてそんなに仕事をしなければいけないのか彼女に聞いてみたが、怪訝な顔をして、「みんなそんな仕事をしている」と言うのだった。

かつて女工哀史という時代があった。企業が利益をあげるために、労働者に過酷な労働を強いた時代だ。労働組合などの運動が盛んになり、また、社会主義国などが生まれて、労働への規制が強化された。一日の労働時間は八時間というのが原則になった。人間が人間らしく働く時代が実現したはずだった。でも、これは何だ。まるで女工哀史の時代に逆戻りではないか。働く人たちの規制がなくなって、労働条件を守るべき労働組合がその役割を果たさない。会社に対して一人では戦えない。戦っても職場から追い出されるだけだ。

労働が個人責任にされている。ダブルワーク、トリプルワークをしている人たちがいる。一つの仕事では生活が成り立っていかないからだ。それぞれが非正規労働なので、健康保険や雇用保険すらないところが多い。仕事をするのは個人の責任だと。

少し前に輪島市でこんな話を聞いた。奥能登では月一六万円の収入は高給取りだということだ。昔は大企業に就職することが自慢になった。今では正規雇用であることが「良いところに勤めている」ことになった。

若者はくたくたになって働いている。身体が悲鳴を上げ始めている。病院が駆け込み寺になっている。でも、僕には何にもできない。「少し身体を休めるように」って言っても、「そうですね」で終わってしまう。

こんな社会に未来はない。精神的にくたくたになってしまっては、明日への希望も湧いてこない。若者の自殺が増えている。こんなに働かされて、それが自己責任と言われれば立つ瀬がない。凶暴な事件が起きているのも、こういう社会と無縁ではないだろう。

僕は今の社会を「貧しさを競い合う社会」と呼んでいる。かつては「豊かさを競い合う社会」だったはずだ。「貧しさを競い合う社会」に未来はない。

（二〇一二年六月）

勘違い

僕が理事長をしていた法人の理事会が終わった後で、一人の理事が「理事会の議題ではないが」と前置きして発言した。発言の内容は、「病院の中は禁煙になっているのに、法人の建物の敷地内でタバコが吸われている。こんなことで良いのか」というものだった。僕はその当時タバコを吸っていたのでてっきり僕のことだと思い、「理事長に物申すなら、理事会の席ではなく直接僕に話してくれれば良いのに」と思った。終わった後とはいえ理事会でこういう発言があったので、「それならタバコをやめる」と決意して、それからは一本もタバコを吸っていない。

後にその理事さんに話を聞いたところ、どうも僕のことではなかったようだ。僕の早とちりだったわけだが、彼の発言でタバコをやめられたわけだから、その理事さんに感謝だ。僕は面の皮が厚そうに見えてけっこう皮膚が弱い。ニコチンパッチを使ったことがあるが、かゆくて続けることができなかった。まあ、理事長としての面目でタバコをやめることができた。

これまで何度も禁煙にチャレンジしたことがある。一番長く続いた禁煙は一年だ。だけど、飲み会がありタバコを吸う仲間がいるともう駄目だ。今でも時々タバコを吸いたくなることがある。でも、あの理事さんの発言を思い出すと、金輪際タバコを吸わないぞという決意が固くなる。

タバコをやめ始めた数週間が一番苦しい。もうひたすら一人になること。夜は早めに布団に入って眠ること。妻ともあまり話をしなかったので、妻との関係が険悪になった。ガムも試した。お菓子も食べた。ということで、体重のベースラインがタバコを吸っている時よりも二〜三キロ増加した。肥満とタバコのリスクを考えるとタバコのリスクが高いので、体重の増加は仕方がない。今はその体重のコントロールに努めている。

僕の喫煙歴は大学に入ってからだ。先輩の下宿でタバコをすすめられて、二本ほど続けて吸ったら気持ちが悪くなったことを覚えている。昔はタバコを吸うのがカッコ良いと思われていた。でも、いつの間にかタバコはカッコ悪いものになってしまった。

ましてや医者がタバコを吸うというのは肩身が狭い。

僕がタバコを吸わなくなって、禁煙指導を行えるようになった。僕の病院は積極的に禁煙指導を行っているが、それまでは患者さんに「先生はタバコを吸わないのですか?」なんて言われると返答に困っていた。

最近の僕の外来の会話である。

「タバコが肺がんのリスクになることは知っているよね」「ハイ」

「タバコを吸っている人がみんな肺がんになるのだったら、タバコを吸う人はいないだろうね」「うん、まあ」

「でも、タバコを吸っている人がみんなかかる病気を知ってる?」「いえ」

「慢性閉塞性肺疾患（COPD）って病気聞いたことがあるかな?」「そういえば、待合室にポスターが貼ってあったかも」

「COPDの最後って、呼吸機能が低下して、息苦しくなって、酸素吸入をしなければ歩けない病気だ。待合室で、酸素ボンベを持って歩いている人、見たことあるでしょう?」「そういえば」

「僕は経験したことないけど、患者さんに聞くと真綿で首を絞められる感じだそうだよ」「苦しそうだね」

「そういう状態になるのを納得してタバコを吸っているんだろうね。もしもそうなった時に、聞いていなかったって言わないでよ」「えー、そうなんですか」

こんな会話で、禁煙外来に通っている人が増えている。

（二〇一五年六月）

金沢の中心から地域が崩壊し始めている

金沢の兼六園の眺望台から市内を眺めると、金沢市内を流れる犀川周辺の民家が一望できる。黒い瓦屋根がつながる家々は、室生犀星が愛した時代と違って所々コンクリートの建物が目立ってきたが、それでも古都金沢の美しい街並みが目を楽しませてくれる。今年のクリスマス寒波は、それらの家々の瓦屋根もすっぽりと雪で覆った。

一二月二一日の午後、その街中を僕は看護師さんと一緒に軽四車で往診に出かけた。昔と違って街中のメイン道路は融雪装置が設置され、また除雪体制が整備されているので、大雪でも降らない限り市内の交通網がマヒしてしまうことはない。金沢の街は、大きな災害にも、幸いなことに戦災にも遭わずに昔のままの街並みを残しているのだが、それらの細い小路に入っていくと状況が一変する。

市内の生活道路である小路は、車の轍を残したままの状態である。袋小路にある患者さんの家を訪問した。そのお宅の前までは車で行くことができず、手前の駐車場に停めなければならない。患者さんの家の前だけは人が歩ける程度に雪よけがされているが、手前の二軒の家の前は雪があって歩きにくい。ご家族に聞いてみた。「隣は空き家で、その横は表通りに面していて袋小路を使う必要がないので、この小路はそのまま。私の家しか雪かきをする者がいない」という。介護人の娘さんも七〇歳代で、膝の痛みがある。

僕の住む郊外の団地では、雪が降ると除雪車が出動して、あっと言う間に道路の雪を除雪してくれる。金沢の中心地は、往診に軽四を使わなければならないほど狭い小路が多い。除雪車はとても入ることができない。昔であれば、雪が降れば毎朝、各家から人が出て自分の家の前だけは雪かきをしたものである。街中には高齢者だけが残され、若い後継ぎは郊外に新しい家を建てて移り住んでしまった。数年前の大雪には、僕の病院の周りの独り暮らしの高齢者宅を職員がスコップを持って訪問し、安否確認を行った。

僕が左を見て、運転する看護師さんが右を確認しながら曲がらなければならない狭い道がある。この道の奥に在宅で過ごしている患者さんがいる。この患者さんは要介護3で、両膝の人工関節の置換術を受けた奥さんがご主人の介護をしている。幸い、市に働きかけて近くの用水からホースで水をくみ上げて道路に散水しているので、雪よけの心配はない。近くの「売りタイ物件」という看板は数年前からそのままである。

僕の生まれた田舎は戸数二〇戸の集落で、あと数十年すると消滅の恐れがある限界集落だ。我が家も今年の春、一人で住んでいた母親を金沢の有料老人ホームに入居させ、空き家になってしまった。限界集落は辺鄙な田舎のことだけではないように思えてくる。金沢の街中も高齢者が増え、空き家が目立ってきている。加えて地域の絆がほころび始めて「孤立化」がすすんでいる。国は、在宅とは個々の住宅だけではなく、有料老人ホームなども在宅だと言い始めた。金沢市内もタケノコのように有料老人ホームが目立つようになった。一人で住めなくなった高齢者が、慣れ親しんだ我が家からこれらの施設に移動し始めている。「安心して住み続けられる街づくり」、このキーワードで街づくりを考える、これが必要な時期ではないだろうか。

（二〇一〇年一二月）

毒見という検食

秋のある日、僕は病院の日直をした。六〇歳を過ぎた僕にでも勤まるような地域の小病院の日直だ。朝、当直医と交代して、夜に次の当直医と交代するまで九時間、病院にカンヅメとなる。

入院患者にとって、食事は楽しみの一つである。日直医も病院食が供されるが、この病院食は日直医にとって特別な意味をもっている。いわゆる「検食」といって、平たく言えば「毒見」の役割を課せられるのである。だからどんなに忙しくても患者より先に「毒見」して、異常がないかチェックしなければならない。その評価を検食簿というものに記入する。この業務、とても大切な仕事で、きちっと記載していないと毎年の保健所の監査の時に怒られる。

当日の食事は「マーボ豆腐」が主菜で、「いんげんとシーチキンの炒め物」「タケノコとごぼうの煮物」の副菜、そしてフルーツという献立だった。僕は検食簿に「良」

と評価し、味つけだけが少し濃すぎると記入した。そしてタケノコについては注文をつけた。入院患者さんにとって食事は季節を感じる貴重な機会である。食材の保存方法が進歩し、季節感がなくなっているのも事実であるが、病院食では春に採れるタケノコを秋に供してはいけない。

多くの医師は「大変おいしかったです」「最高でした」と記載する。しかし僕は「特に良い」という最高級の評価はめったにしない。一度、栄養科長に怒られたことがある。「この評価表は患者さんにとってどうかであって、先生の好みで評価をするのではありません」と。でも、僕は自分のスタンスを変えない。治療においては、カロリーや蛋白量や塩分量だけではなく、まずおいしくなければならない。いくら栄養素を計算して食事を作っても全量摂取できなければ意味がない、というのが僕の考えだ。

それにしても、病院食は病院に入院している場合の必要カロリーである。若い医師にとってはちょっと物足りないことも少なくない。夜を徹して仕事をしていると特に空腹を感じるものである。不思議なもので、いつでも食べることができると思うとそうでもないが、食べるものがないと空腹感がいっそう強くなり耐えられなくなる。

今でこそ世の中が「不夜城」のようになり、カップラーメンなどのインスタントものや、電子レンジでチンすれば食べられる便利なものができている。僕が若い時はせいぜいインスタントラーメンが一般的になった頃だった。ある時、僕は病院の厨房でご飯が保存されている大きなジャーを見つけた。真夜中に空腹感に襲われると、よく厨房に忍び込んでご飯と生卵と佃煮をいただいたものである。卵かけご飯、最高だった。今では決して許されることではないが、その当時はまだ大らかな時代だった。その後、夜中の空腹のことを話題にしたら、当直医用の夜食にパンがつくようになった。

今では二四時間いつでも食事ができるという便利な時代になった。でも、この若い時の「ひもじい」という恐怖が今でも頭に浮かんでくる。だから日当直に入る前には、必ずコンビニでサンドイッチやおにぎり、そしてお菓子類をいっぱい買いこんでしまう。数日間は籠城できるぐらいの量だ。そして、当直明けの体重の増加を見て、またまた反省する。

（二〇一〇年一〇月）

Ⅲ　僕のこと

小さい頃の僕のこと

僕は、昭和二四年（一九四九年）九月二九日、福井県の三方町（現若狭町）田井という土地に生まれた。若狭湾国定公園の中にある三方五湖という風光明媚な所だ。福井大学の教官だった父は単身赴任のため、我が家はいつも母子家庭だった。子どもの頃は、学校から帰ると日が暮れるまで外で遊んでいた。小学校教師だった母親は、そんな我が子を見てずいぶん心配したようだ。

小学校の一年・二年を担任していただいた恩師から以前聞いた話であるが、その頃から僕は将来、医者になると言っていたらしい。僕にはそんな記憶が一切ないのだが、思い当たることがいくつかある。一つは、子ども向けに編集されていた野口英世やシュバイツァーの伝記をよく読んでいたことだ。その後、渡辺淳一が書いた『遠き落日』を読んで、野口英世の伝記はずいぶん美化されていたものだと知ったのだが、子どもたちに夢を与える物語は、少しぐらいは「美化」されても許される。子どもたちにとってのヒーローが、自分の将来と重なるだろうから。

もう一つは、僕が小学校一年の時に母親が腎臓の病気になって、福井の病院に入院したことだ。父親が福井へ単身赴任のため、僕と妹は田舎の叔母の家に預けられたが、母親を見舞いに福井にも時々行っていた。そして今度は僕が、小学校三年の時にそけいヘルニアの手術のためにこの病院に一週間ほど入院した。そんなことがあって、漠然と医者としての将来を思い描いていたのかもしれない。

中学は一年間だけ地元の三方中学に通学した。学校までは一時間ほどバス通学で、朝の七時頃には家を出たように思う。その当時、高校は敦賀と小浜にしかなかったので、進学して地元から通学するとなると、三方からさらに一時間ほど汽車に乗らなければならなかった。ということは、六時頃には家を出なければならないということになる。

僕が中学二年の時に、福井大学に付属中学が併設された。中学・高校への通学は大変だろうということで、僕は中学二年から福井に出ることになった。幸い僕の母親が福井市の出身で、祖母が福井に健在だった。母の実家は燃料店を営んでいて忙しかったけど、孫のためにかしようといって僕を引き取ってくれた。僕が福井に出たその年の冬はいわゆる三八《さんぱち》豪雪（昭和三八年一月豪雪）の時で、入学準備のために福井に何度か行った折、今庄あたりで両側が雪の壁となった間を汽車が走ったのを覚えている。

僕が福井の中学に転校する話は、中学の生徒の間に広まったようである。中学一年の終わり頃、野球部の部員からグラウンドに来るように言われて行くと、部員たちに「生意気すぎる」と殴られた。当時は高校に行けない子どもたちも多く、中学から福井に出るというのは「生意気」以外のなにものでもなかった。

母の実家とはいえ、一二歳で独り暮らしである。三方中学時代の僕は、一年生でありながら生徒会長に立候補するなど「生意気」な一年生であった。そんな僕が福井の中学に行ってみると、周りのみんながカッコいい。しゃべる言葉も違う。田舎から「都会」の福井に出てきた僕は、そのカルチャーショックに打ちのめされてしまった。祖母がいるとはいうものの、中学二年からの下宿暮らしはかなりのストレスだった。最近、当時の同級生と会う機会があったが、付属中学の新設の際には福井県下から生徒

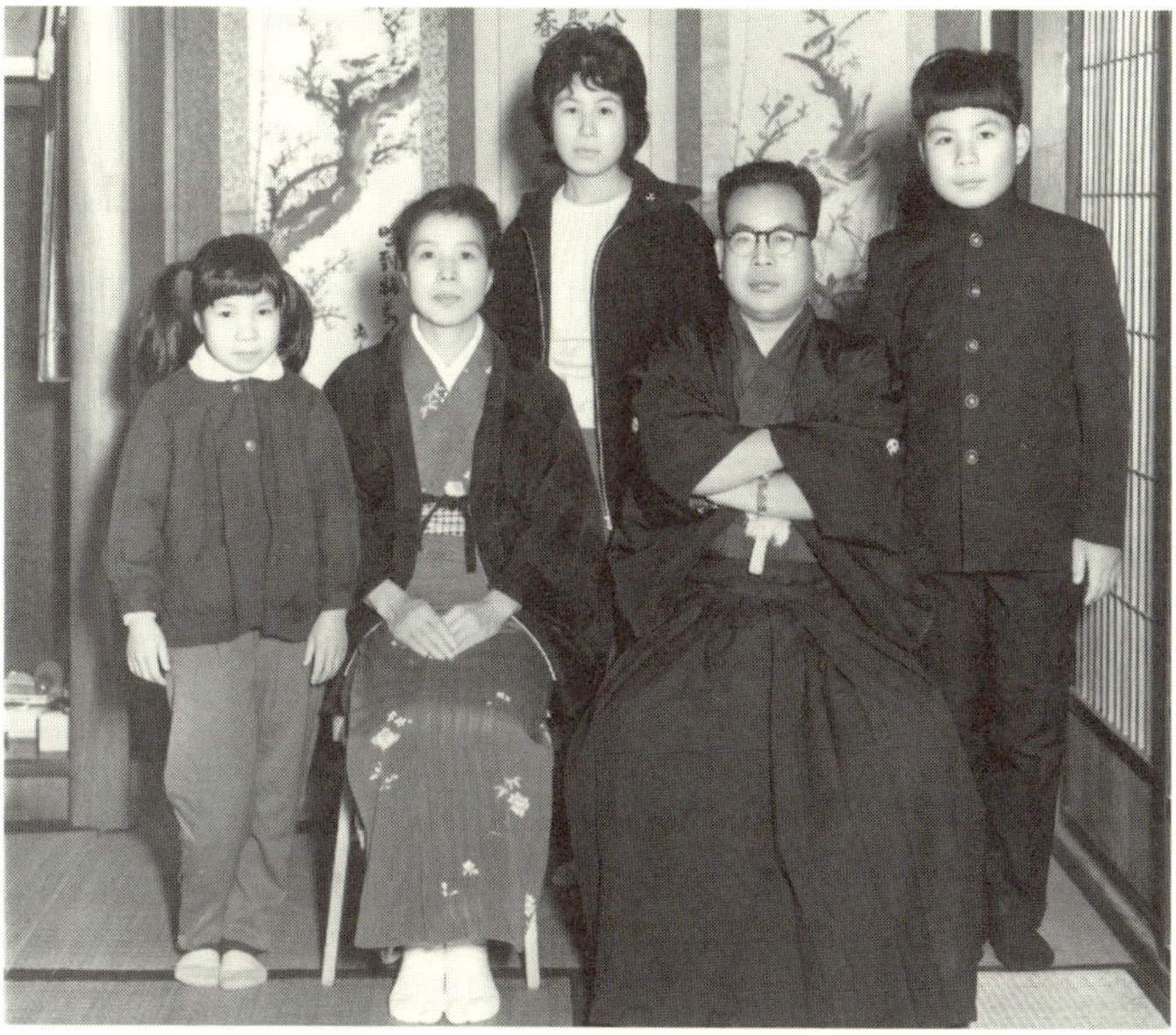

正月の家族写真。左から妹、母、姉、父、中学１年の僕

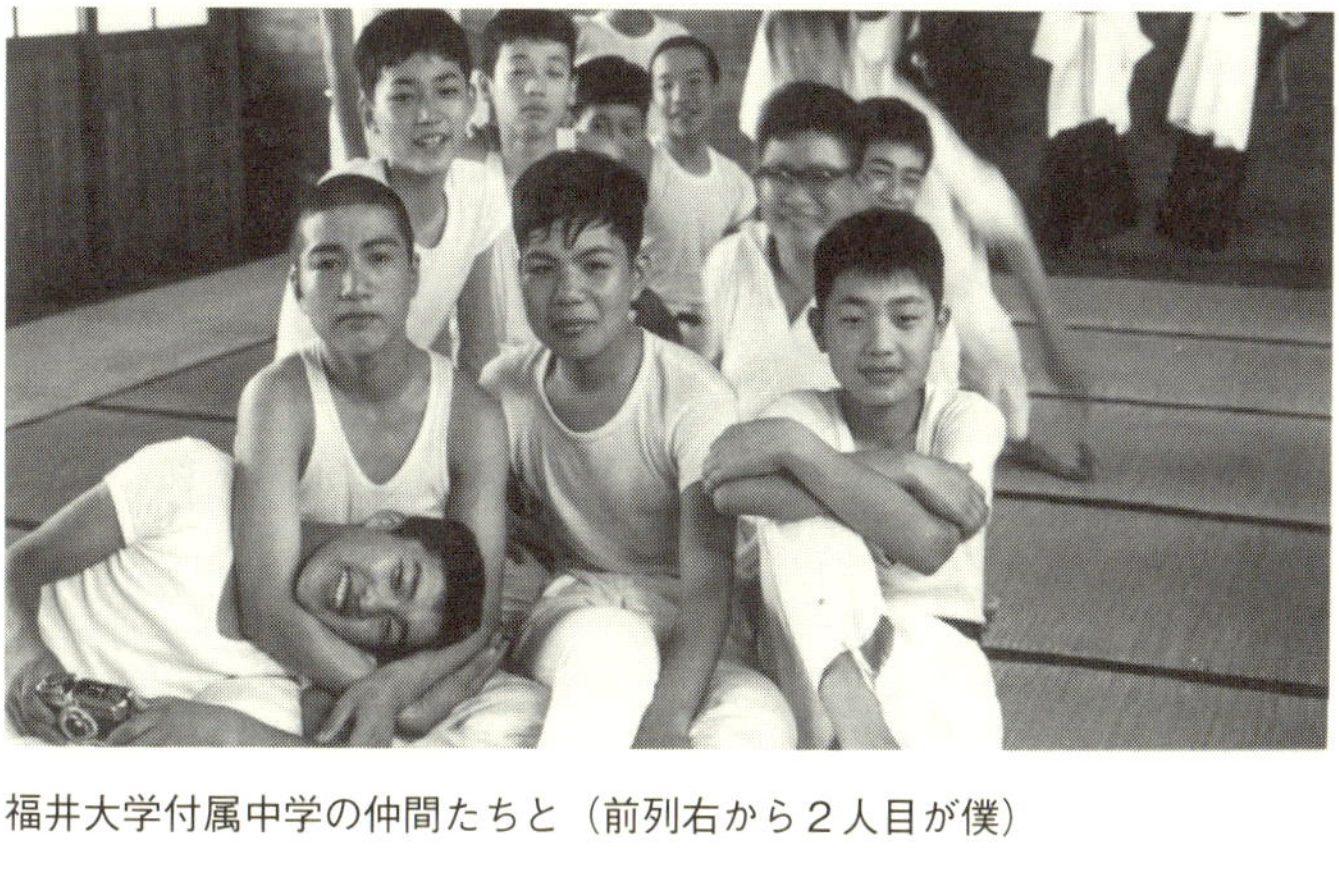

福井大学付属中学の仲間たちと（前列右から２人目が僕）

が集められたようで、みんなが同じような緊張感を味わったらしい。
でも「田舎者」の僕にとっては、その「ショック」が良い意味でも悪い意味でも僕の思春期に大きな影響を与えたようである。

（二〇一五年一二月）

高校の頃の僕のこと

僕は福井大学付属中学を昭和四〇年に卒業し、その年の春、福井県立藤島高校に入学した。祖母は僕の中学時代に脳卒中で亡くなって、叔母が僕の世話をするのも大変なので、高校の近くに下宿することになった。

高校時代の初めの頃、なかなか高校の生活になじめなかったように思う。一人で生活するという気負いがあったのであろうか。「やらなければならないこと」と「やること」がちぐはぐになった。中学時代の勉強は「教えられる」ものだったけど、高校は「自分でやる」ということの違いに戸惑った。中学ではそれなりに面白かった英語もわからなくなった。数学も難しい。僕の成績はみるみる落ちていった。幸いなことに、僕のクラス担任が、一年が国語、二年が英語、三年が数学の教師で、僕の遅れた分野を引き上げてくれた。

当時、全国模試などは開催されていたが、全国の偏差値などはまだ一般的ではなく、高校に蓄積された先輩たちの成績によって受験する大学や学部を決めていた。僕たちには、先輩たちの模試の点数と合格した大学のデータが渡された。僕の成績も次の学年の参考にされたはずである。僕の成績を信じて大学を選んで不合格になった後輩がいるのではないかと心配している。

僕が高校生だった時代は、今と違って医学部の偏差値がそれほど高くはなかった。今ではどこの医学部も他の学部より偏差値が高いが、当時は金沢大学医学部より東京大学の理1・理2の方が難しかったし、東京工業大学の偏差値が高かった。実際、僕の中学で一番成績が良かった同級生は、東大理1に行って今は宇宙工学の仕事をしている。

僕は担任の援助があって成績が持ち直したものの、進路相談の時に金沢大学を受験したいと言ったら、ちょっと無理なのでランクを落とすように言われた。まあ受けてダメなら浪人する覚悟で、金沢大学を受験した。

その当時は一期校と二期校があり、金沢大学を受験したら、もう二期校を受ける気力が全くなくなってしまった。発表があるまでの間、田舎でぶらぶらしていたけど、

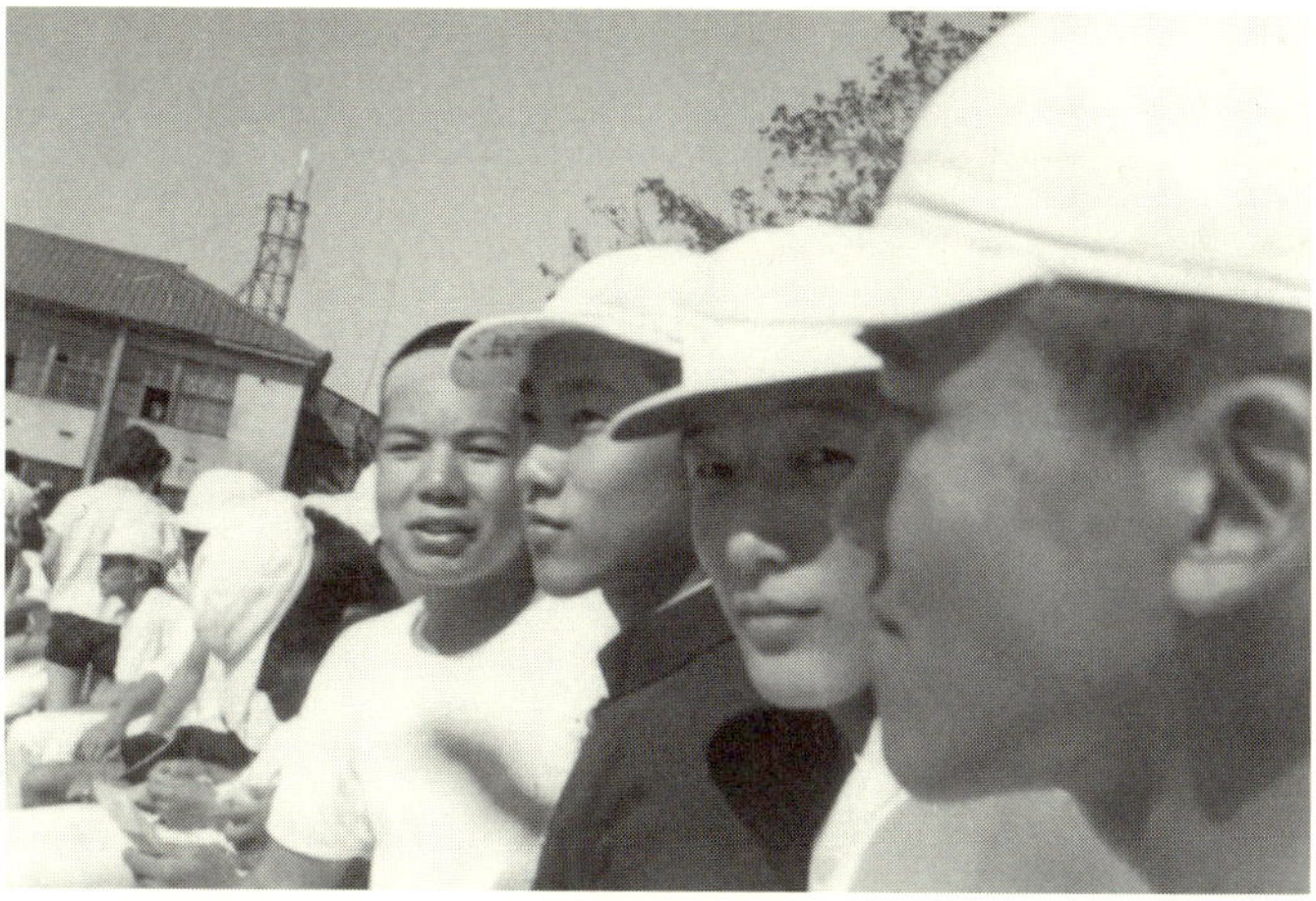

高校時代に級友と（右から４人目が僕）

その間に天橋立に行き、そこの文殊堂で合格祈願のお願いをした。そのご利益か「サクラサク」という合格の電報をいただいた。

　このように文殊堂のご利益があったかもしれないが、僕にはもう一つラッキーなことがあった。僕は漢文が苦手で、漢文の二〇点は放棄する覚悟だった。それが、三年の夏休みの補習で習った問題と全く同じ問題が出ていたのである。人生というものは往々にしてこのようなことがある。

　昭和四三年の金沢大学医学部の入学者数は、定数一一〇人のところ一一三人であった。僕がそのプラス三人の中に入っていたことは間違いないだろう。そしてそれが漢文によって合格点に達したということも。ただ、成績優秀者は公表されるが、誰がびりっけつであったかは公表されていないので定かではない。

高校三年の時の思い出はあまりない。楽しかった思い出もあまりない。今でも付き合っている高校の同級生はいない。僕の高校のモットーは「質実剛健」だった。生徒手帳には、男女が一緒に歩いてはいけない、喫茶店に入ってはいけないなど、まるで一昔前の「心得」かと疑うような文言がならんでいた。とてもまじめな僕はその通りに実践した。

高校時代、国語の担任のすすめで「サークル」活動を始めた。そのサークルは「みんなで話そう会」(略してＭＨＫ)と呼んだ。その国語の教師は現代国語が担当だったので、最初の教材に「石川啄木」を選んだ。サークル活動は、啄木の詩「はてしなき議論の後」そのものであった。

われらの且つ讀み、且つ議論を闘はすこと、
しかしてわれらの眼の輝けること、

五十年前の露西亜の青年に劣らず。
われらは何を爲すべきかを議論す。
されど、誰一人、握りしめたる拳に卓をたたきて、
'V NARÓD!' と叫び出づるものなし。

当時、七〇年安保の前で学生運動が全国に広がりつつあり、また中国では紅衛兵運動が毎日報じられて、僕たち高校生にもじわじわとそういう影響が及び始めていた。考えてみれば石川啄木も革新的な詩人である。ＭＨＫの例会には毎回一〇人ほどの仲間が集まっていたが、大学に入ったら「僕らもあんな活動に参加する」と誓い合った。何のためにということはさておいて。

（二〇一五年一二月）

大学の頃の僕のこと

昭和四三年四月、僕は金沢大学医学部に入学した。高校を卒業する時に新調した学生服を着て入学式に臨んだ。大学の生協で学生帽も買ったので、まるで応援団のような装いだった。

当時の金沢大学は金沢城跡にあり、今もそうだと思うが石川門から入っていくといろんなサークルの勧誘があった。僕は、大学二年の前期で体育の授業がなくなるのを大喜びしたくらいなので、入るなら文化系サークルを考えていた。サークルは全学のサークルと学部のサークルがあった。どういうきっかけかはよく覚えていないが、学部の「社会医学研究会」というサークルに入部申し込みを出した。

「社会医学研究会」は略称「社医研」と呼ばれ、部室に入ると正面に「三つの問題意識」が掲げられていた。一つ、今の医療はどのようになっているか。二つ、地域の人々はどのような医療を望んでいるか。三つ、将来どのような医師をめざすのか。

社医研の先輩たちは、いつも「禅問答」のように「この問題意識」を考えていた。でもある時に、頭で考えてもしょうがない、地域に出なけりゃ医療がどうなっているのか、地域の人たちがどんな医療を望んでいるのか、何に困っているのかわかるわけがないことに気が付いた。ということで地域に出ていった。

一つはフィールド活動といって、夏休みの一週間ほど地域に寝泊まりしてその地域の人たちを訪問し、簡単な集団検診やアンケート調査などを行った。学生だからもちろん検診などの診察はできないので、診察は先輩の医師にお願いした。フィールド活動は夏休み中の小学校で合宿を行い、食事は自炊だった。その時初めて先輩から「始めちょろちょろ中ぱっぱ、赤子泣いても蓋とるな」という御飯の炊き方を教えてもらったし、北陸短大栄養科の学生さんに応援に来てもらって、農家の人たちに「農繁期の忙しい時の食事」というテーマで料理教室も開催していた。僕は必ずその料理教室に参加していた。僕の得意なホワイトシチューもその当時のレシピである。

もう一つ、社医研は医学部のサークルだったけど、もっと日常的に地域の状況を知らなければならないということで、先輩たちは当時全国の大学で行われていたセツルメント活動も行った。社医研の兄弟サークルである「あかつきセツルメント」というサークルがあった。このセツルメントは、金沢大学医学部付属看護学校や国立金沢病院付属看護学校の看護学生も一緒だった。僕たち社医研の低学年の部員はこちらの方の活動が中心になった。そのように指示されたこともあるが、男子医学生が多い社医研よりも、すべてが女性の看護学生と一緒の活動の方が魅力的であったことはいうまでもない。

このセツルメントは、平和町にあった引揚者の住宅を訪問していた。この住宅は旧兵舎で、戦後に満州や朝鮮から引き揚げてきた人々が住んでおられた。そこに血圧計などをもって訪問して、いろんなお話を伺うのである。四～五人で訪問するのだが、男性は僕一人。最初は後ろに控えているのだが、次第に前の方に出されてしまう。

実はその当時、僕の会話機能は極めて発育不全の状態にあった。その理由を考えるに、まず姉が僕の面倒をよく見てくれて、子どもの頃は僕が一言もしゃべらなくても物事が解決したこと。そして、中学二年から高校まで下宿生活で会話をする機会がほとんどなかったこと。こうして、考えることとしゃべることを同時に行うことがとっ

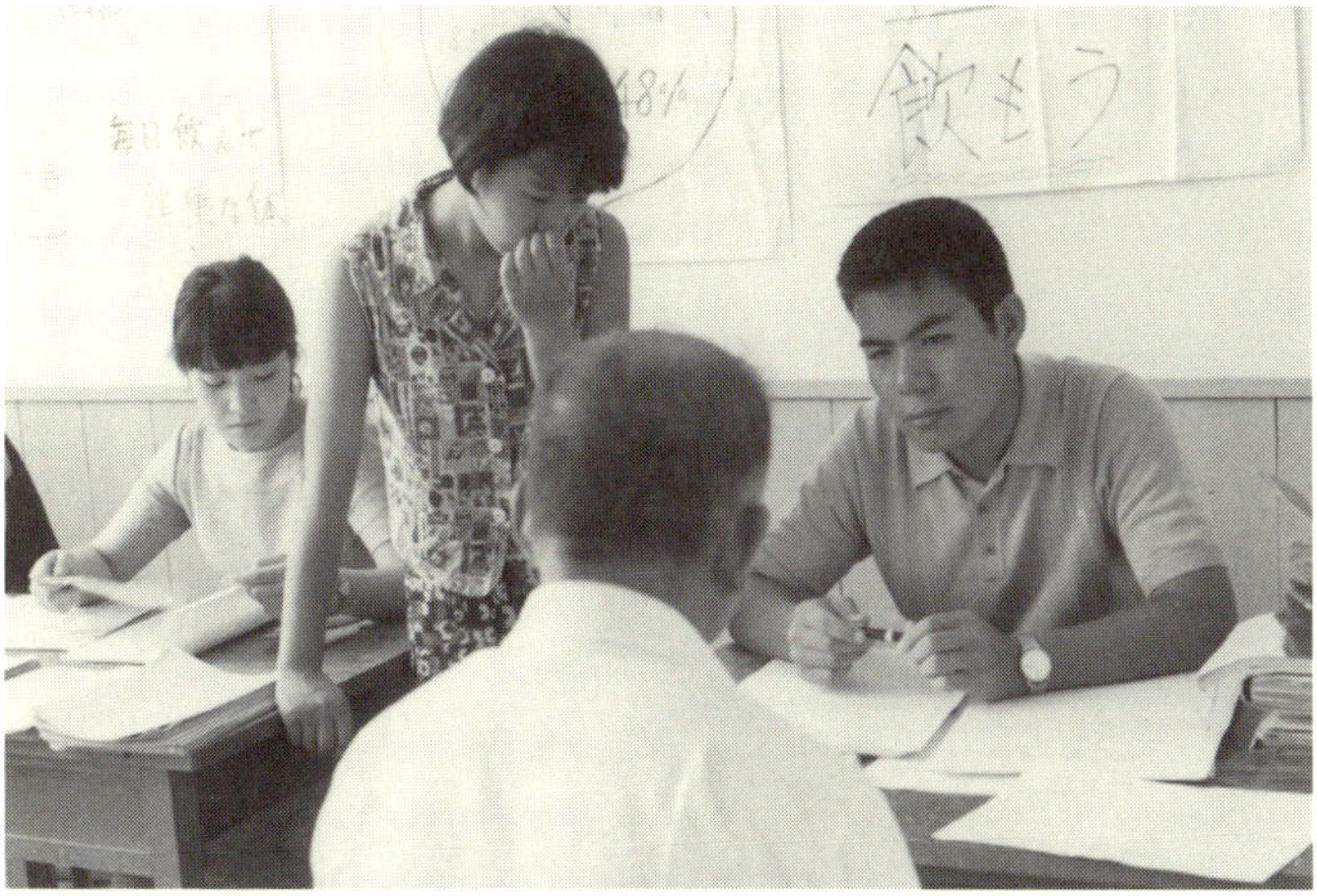

地域活動で住民のお話を聞いているところ

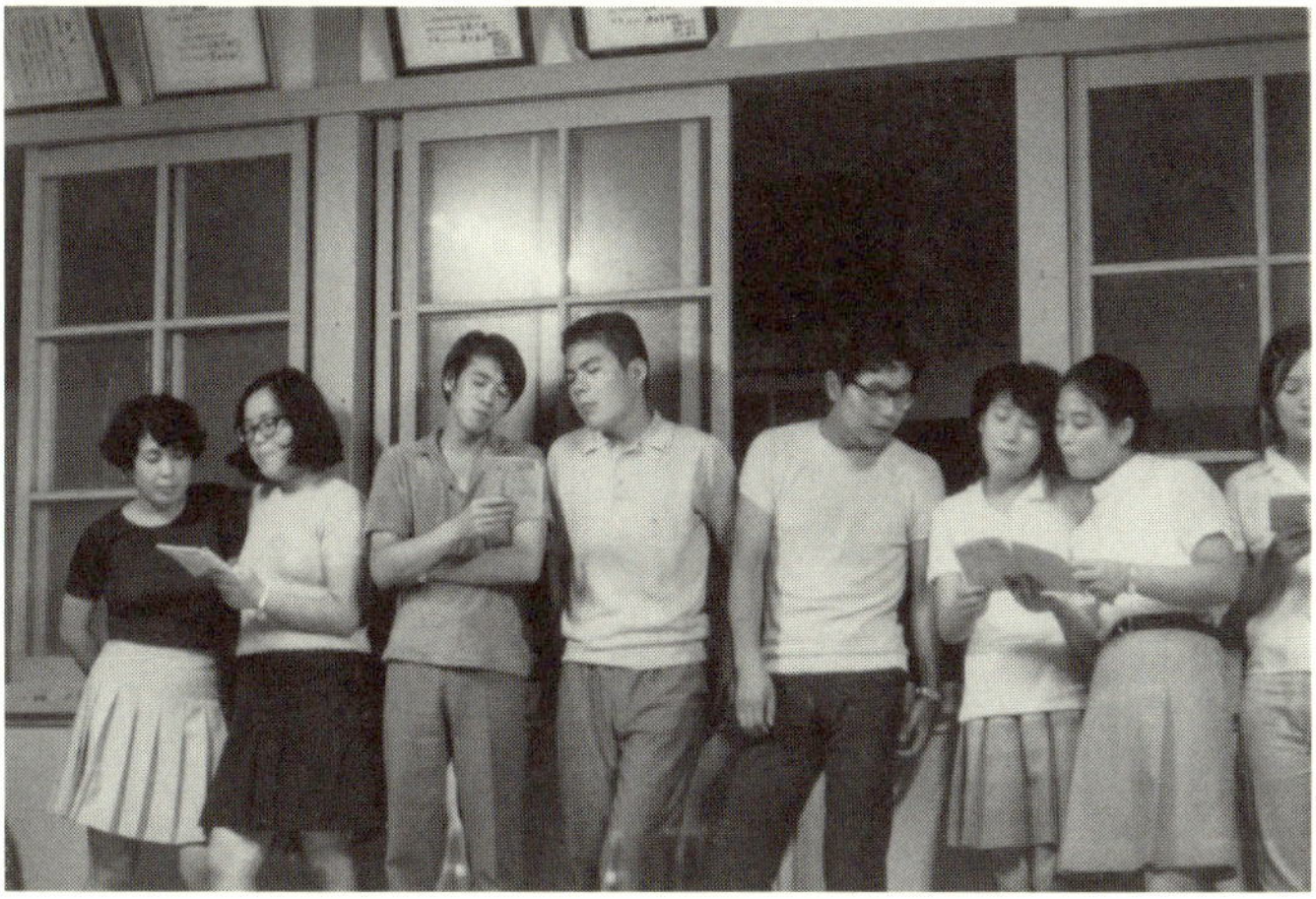

セツルメントの仲間たちと（左から４人目が僕）

ても苦手になった。発言しようという意思は人一倍あるのだが、手をあげて話をしだすと、話す内容が混乱してきてしどろもどろになる。今でもその傾向があって話をすることが苦手だ。特に妻と口論になると僕は無口になってしまう。僕の頭の思考はキーボードで文字入力する速さによく合っていて、思考しながらの入力は得意だ。

大学入学時にはしどろもどろだったのが、地域の訪問や女性の多いセツルメント活動で何やかやとリーダー的な役割を仰せつかって、今ではどうにか人並みに会話できるようになった。学生時代の始めはしゃべることが苦手だったと職場の仲間に話しても、誰も本気にはしてくれないのだが。

大学で「誰のために、どういう医者になるのか」という問いをいつも考えていたら、今の僕になってしまった。

（二〇一五年一二月）

百年の計

還暦とは、干支が一巡し、起算点となった干支に戻ることを意味する。自分がそのような歳になろうとは想像もつかないが、そろそろ定年という区切りに近づいていることは間違いない。

「人生の計」というものに思いを馳せてみる。小学校の担任だった恩師が以前、僕が小学生の頃から医者になりたいと言っていたというから、僕の人生の計は五〇年ということもできる。また、医学部に入学しどのような医者になるかと考え、「無差別平等の医療」に共感し、民医連で仕事するということを決めて三五年が経過するので、この期間を人生の計とすることもできる。

人生においても計があるように、国家においても計があるべきである。「国家百年の計」と言われるように、国家の将来は長く、この程度の長期的なスパンで国の将来設計をしなければならないという意味であろう。

一〇〇年というスパンは世の中の動きが早い現代においては無理かもしれないが、少なくとも数十年の将来において、日本の国をどのようにしていくのかという計は必要である。「非常識」なある総理が、国民に給付金をばらまくという目先のことだけを考えて政治が行われている現状は嘆かわしいばかりである。

さて、医療においても計があるべきと考える。今日の医師不足に象徴されるような医療崩壊の危機は、まさにこの計の失敗から来ているといっても過言ではない。一九七三年に一県一医科大設置を推進したが、その直後から「医師の増加は医療費の増加を招く」ということで医師数抑制の閣議決定を行った。そのために現在、ＯＥＣＤ（経済協力開発機構）加盟国の中でも最低クラスという人口当たりの医師数になってしまった。

医師の卒後臨床研修においてもしかりである。先ほど「臨床研修制度等の見直し」が発表された。卒後研修は、二〇〇四年に「プライマリ・ケアの基本的な診療能力の習得」を基本理念としてそれまでのハード中心からソフト（カリキュラム）中心に変更された。その結果として大学病院で研修する医師が激減したが、この現象は、大学病院が初期の医師研修の場として相応しくないということを証明したのであって、このことが医師不足の根源であると論ずるのは本末転倒である。実証的な検証なしに、研修医を再び大学病院に縛りつけようとする「見直し」には問題が多い。

（二〇一〇年一月）

一年の長さ

今年も残すところあとわずかとなった。この時期、「寒くなりましたね」とともに「今年ももうあと少しですね。一年経つのが早くなりましたね」と言葉を交わすことが多い。歳を経るごとに一年が短くなっていくような気がする。

僕は昔、宇宙の時間のカミサマが毎年少しずつ宇宙の時間を速めて、誰もそのことに気がついていないのではと疑ったことがある。一時間とは一日の二四分の一であり、一日とは地球が自転する一回の時間である。そのように時間というのは地球の自転に基づいており、自転が早くなると時間も短くなるはずだ。ちょっと調べてみると、地球が誕生した頃は一日が五時間程度だったらしく、六億年前でも二二時間だったらしい。実際は地球の自転が徐々に遅くなっているそうだ。まあ、僕の生きている時間は地球の時間から比べれば瞬間にもならないと思うが、一日が遅くなることはあっても早くなることはないらしい。

今まで、その理由を若い時の感性によるためではないかと考えてきた。僕は東京で初めてカレーライスを食べた時のことを鮮明に覚えている。名古屋でニシンの塩焼きを食べた時も覚えている。これらの記憶は感動の強さのせいだろう。若い時は総てが感動であり、また毎日新鮮な経験に満ち満ちていた。でも、経験を重ねる度にそれらに驚かなくなり、一日の過ごし方もほぼ同じようなサイクルとなってくる。そういう繰り返しが、時間が早く過ぎると感じてしまう理由ではないかと。

でも最近になって、そうではないかもしれないと考えるようになった。ひょっとしたら記憶回路に問題があり、同じ一日を過ごしてもその記憶がきちんと記憶回路に入らないのではないかと。今年のＮＨＫの大河ドラマ『八重の桜』も終わり、その総集編が何回かにわたって放映されるはずである。記憶回路に入らないと、一年が総集編のように短縮されてしまうのではないだろうか。

最近、妻との会話でお互いの記憶違いによるトラブルが多い。「さっきちゃんと話したのに」「聞いていない」…。些細なことで気まずい会話になることがある。横で聞いている息子が、結果オーライなんだからどっちでもいいじゃないと間に入る。

僕は「妻の方が記憶違い」だと確信を持っていたのだが、最近は自信がなくなってきた。ひょっとしたら自分の方に責任があるのではないかと。そんな風に、行動が記憶回路に入らないと、「総集編」のように時間が短くなってしまうのではないだろうか。

外来でも患者さんから「最近もの忘れがひどくて」と相談されることがある。僕は「昔、いっぱい頭に詰め込んだので、もう入りきらないのですよ」って話をする。もの忘れと認知症の違いは、忘れたことを忘れることである。忘れたことを指摘されると、「ああ」と思いだすことが多い。これは問題がない。指摘されても思い出せないとちょっと問題だ。僕が担当している介護療養病棟には、いつもお腹をすかしている患者さんがいる。「まだ飯をくれないのかよ」と、いつも怒っている。

そろそろ僕自身もそういう年代に入ってきているのかもしれない。でも、認知症のテストを自分でやってみる自信はない。

（二〇一三年一二月）

「なんでも科」の医師

二〇一二年三月、四人の青年医師が城北病院での二年間の卒後臨床研修を終えた。彼らの二年間の成長ぶりには目を見張るものがある。現在の医師の卒後研修制度は二〇〇四年に義務化され、決められたカリキュラムの下でさまざまな研修を行う。新臨床研修制度の中で、確実に総合的な臨床能力をもつ医師が育ってきていると思う。

僕が卒業したのは一九七四年。当時は、大学卒業後、医師国家試験に合格すれば一人前の医師として認められ、医師としての医療行為は全て認められた。実地訓練なしにペーパーテストだけで車を運転するようなものだった。

僕たちが医師になる以前は、医師の研修という制度がほとんどなかった。先輩医師の診療を見よう見まねで覚えることが研修だった。同窓生のほとんどは卒業後すぐに大学医局に入局し、すぐに「専門医」になった。インターン闘争を戦った先輩たちの中には、卒業後すぐに全日本民主医療機関連合会（民医連）加盟の病院に入職した医師もいた。でもその先輩たちの一部は、民医連ではまともな医師になれないと言って去っていった。

民医連としても、これらの青年医師の退職の経験を踏まえ、また青年医師からの要求に応えて、一九六八年に「青年医師の受け入れと研修について」という方針を出し、「青年医師を単なる労働力として扱う傾向や、精神論のみを強調する傾向」を戒めた。

でも、教育研修体制が一夜にして改善したわけではない。僕らの時代の卒後研修も、「先輩の背中を見て育て」「一度教わった後は、次は一人でやる」というように、医師は現場で育つという考え方が中心だった。不安だらけの研修医時代を過ごした。先輩医師からは、「不安だったら、患者のベッドから離れるな」という指導を受けた。ということで卒後一年間は病院に寝泊まりして毎日を過ごした。しかし、見よう見まねでは研修医の評価ができない。僕たちは後輩のために、自分たちの研修を振り返りながら研修基準を作り上げた。

医師となって一年目、数回の当直見習いの後、一人で当直をした。一度、全医師の会議があって、僕一人で当直をしていた時に呼吸状態が悪くなった患者さんがいた。

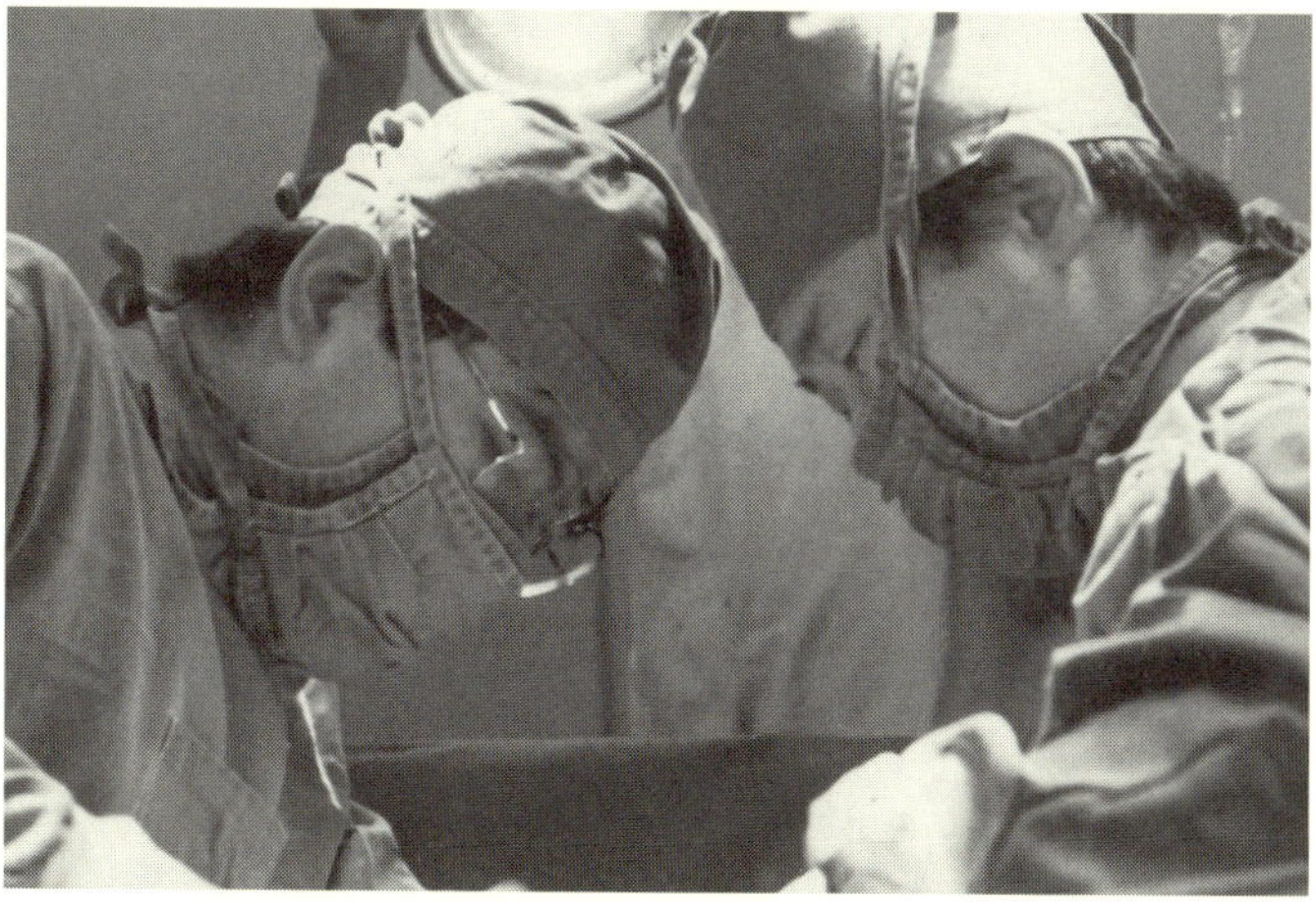

外科時代の僕（左）

当然、気管の内に管を入れて（挿管）人工呼吸をすべきだったが、僕には挿管する技術がなかった。でも気管切開を習ったことがあったので、夜中に看護師さんを助手にして気管切開をしたことがある。現在のカリキュラムでは、研修医が一人でやる行為ではないはずだ。

僕は外科医をめざしていたが、一年間は内科を中心とした総合研修を行った。半年終えた後に、富山の診療所に一日支援に出かけることになった。高血圧外来を担当したが、半年の研修では通常の外来は無理だから、高血圧の専門外来なら狭い範囲の知識でよいだろうという配慮だったらしい。

僕は、富山では「金沢から来た高血圧の専門の医師」と呼ばれた。また、一年目の秋に全国で沖縄の診療所に支援を出すことになった。沖縄に行ったことがない僕が手を挙げた。沖縄では一人で内視鏡を行った。沖縄では「金沢から来た消化器の専門の医師」になった。

僕は、その後二〇年間外科医として過ごし、そしてこの一五年は総合診療科医として、自称「なんでも科」を標榜している。僕の「なんでも科」は一年目の経験が基礎になっている。

（二〇一二年三月）

僕の平和活動

僕が生まれたのは一九四九年。その年は旧ソ連のセミパラチンスクで核実験が初めて行われた年だ。アメリカが原子爆弾を製造して、広島・長崎に原爆を落としたのが一九四五年。旧ソ連が核兵器を持つことによって核兵器開発競争が始まった。それから一九六三年に部分的核実験停止条約が発効するまで、世界の各地で大気圏内の核実験が行われ、放射能が地球を汚染した。

僕の小さい頃に大気圏の放射能汚染がピークに達し、「雨にぬれると髪の毛が抜ける」と言われた。僕は大気圏の核実験競争の頃に子ども時代を過ごした。

中学一年の時通った田舎の中学校の近くに映画館があった。時々そこで映画鑑賞が行われたが、ある日『ひめゆり部隊』という映画を鑑賞した。ショックだった。どうして彼女たちがあんな悲惨な戦争に巻き込まれたのか、そして最後に自害しなければならなかったのか。映画を観終わって、「なぜ、なぜ」という疑問が心の中に湧き出てきた。そこで中学の図書館で沖縄戦のことを勉強した。僕が自分の意志で戦争に向かい合った初めての出来事だった。僕の平和活動の第一の原点は沖縄だ。

高校入学は一九六五年で、卒業は一九六八年だ。僕は福井市内の高校で勉強した。当時、ベトナム戦争が激しくなり、中国では紅衛兵の動きがあった。日本の田舎の片隅で勉強していた僕も、これらの世界の動きと無縁ではなかった。

ある時、福井市内の電柱にビラが貼られていた。岩波新書の『南ヴェトナム戦争従軍記』の著者・岡村昭彦氏の講演会の案内だった。ベトナム戦争に興味を持っていた僕は、一人で彼の講演会に出かけた。講演が終わると、講演会の常で彼と語り合おうという会があった。講演の話に衝撃を受けた僕は、近くの喫茶店で行われたその会について行き、大胆にも「あなたが言ったことは本当なのか。日本の新聞では読んだことがない」と質問した。彼は僕にこう言った。「君は高校で英語を習っているのだろう。『ニューズウィーク』や『タイム』を読んでみろ。そこには事実が書いてある」と。

僕が高校を卒業する頃、学生運動が盛んになりつつあった。卒業して大学に入ったら彼らのように行動したいと、受験勉強の合間に高校時代の仲間とともに語り合った。

一九六八年四月、僕は金沢大学に入学した。

その年の八月の夏休みに、一人で中国地方から四国を回る二週間ほどの旅に出た。その時に初めて広島を訪れた。原爆資料館を見学した後、対岸の原爆ドームを見ながら、元安川の川岸にたたずんだ僕の目からは涙が出て止まらなかった。拭いても拭いても、止めどもなく涙が流れてきた。一瞬にして一〇万人の命を奪った原爆に対する怒り、原爆の悲惨さ・むごさに対する感情ももちろんあったろう。でも、涙を出し続けたのは「無念さ」だったような気がする。どうして人類はこのような悪魔の兵器を作ってしまったのだろうかという無念さだ。広島が、僕の平和活動の第二の原点となった。

それからの学生時代、僕は医師になるための勉強をしながら、大学の民主化や沖縄返還闘争やベトナム反戦運動などの平和活動に参加した。

一九七四年に大学を卒業して医師になった僕は、平和への関心は持ちながらも、外科医としての技術を向上させることと患者さんの治療に手いっぱいで、平和活動に積極的にかかわることはできなかった。

一九九二年に転機が訪れた。僕の病院が所属している全日本民主医療機関連合会（民医連）の役員にならないかというお誘いだった。民医連の理事は、外科医としての病院の仕事と両立できなかった。外科医は、手術という手段を介して患者さんが病気と戦うお手伝いをする仕事だ。手術をして、患者さんが戦っている間、そばにいて一緒に頑張らなくてはいけない。そう簡単に現場を離れるわけにはいかない。僕は「外科医」をやめることを決意して、民医連の理事になった。

理事になった翌年の一九九三年、旧ソ連の核実験の被害に関する国際会議に民医連からも参加しないかという呼びかけがあった。僕は日本原水協の高草木さん、山梨の宇藤千枝子先生と一緒に、現在はカザフスタンとなっているセミパラチンスクを訪問した。セミパラチンスクは、一九四九年、僕が生まれる一ヶ月前に初めて核実験が行われ、その後四七〇回もの核実験が行われた所で、住民には核実験が知らされず、住民はモルモットのように扱われた。

セミパラチンスクから帰ってくると、僕はいつの間にか民医連の理事会の中で平和担当とされ、一九九五年、被爆五〇周年の「草の根行動」の国連への要請行動に参加

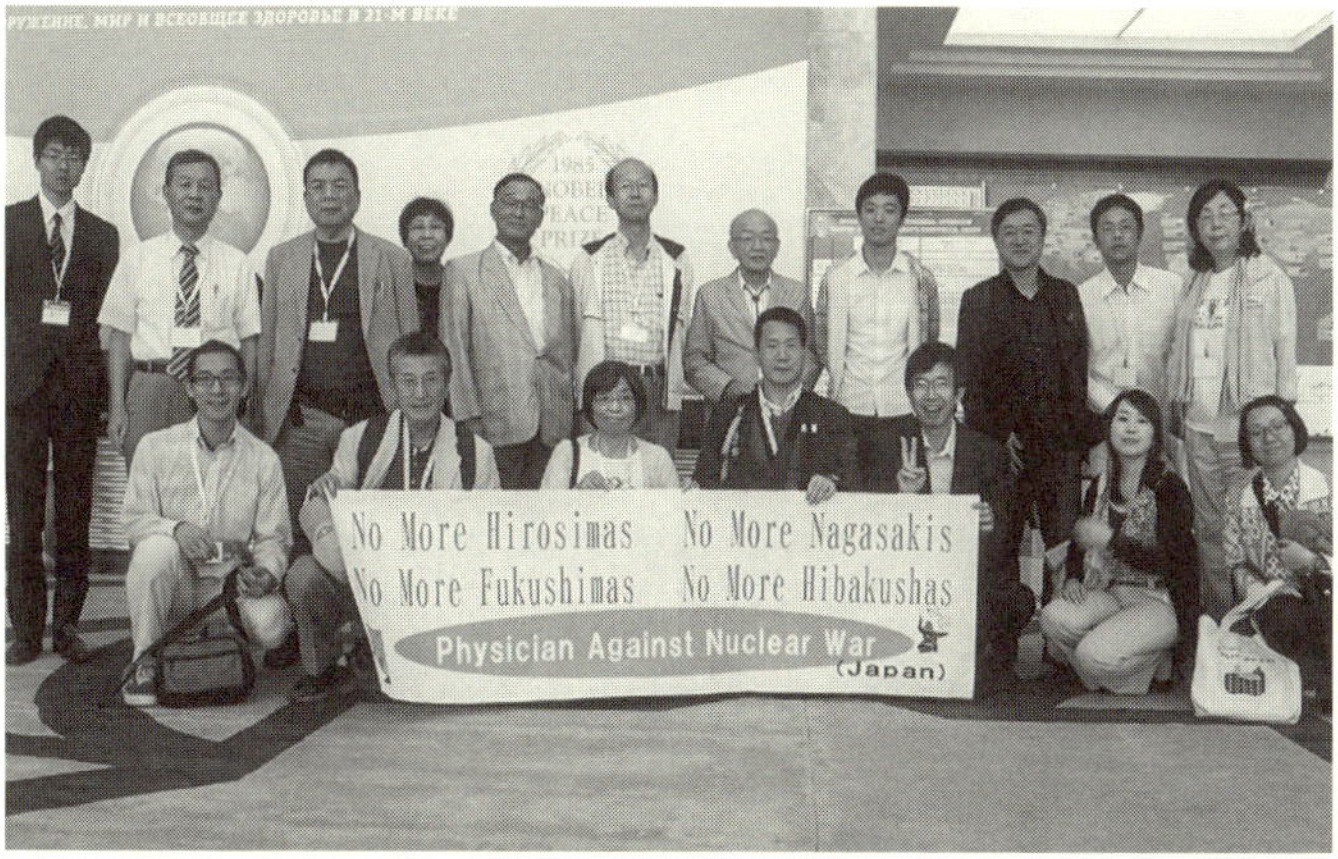
ружение, мир и всеобщее здоровье в 21-м веке
No More Hirosimas
No More Nagasakis
No More Fukushimas
No More Hibakushas
Physician Against Nuclear War
(Japan)

2014年8月、カザフスタンで開催された核戦争防止国際医師会議の大会で（後列左から3人目が僕）

し、その時、ネバダ砂漠にある核実験場を遠くに見た。その後も、一九九九年のオランダのハーグでの行動、二〇〇五年にはスリランカの津波被害に対する支援、そしてイラク戦争被害者への支援にヨルダンへ、など様々な海外での行動に参加させていただいた。そして、二〇〇八年に民医連の役員を退任してからも、医師や医学者が中心になって組織している「核戦争に反対する医師の会」にかかわっている。

広島や長崎では、被災した人々を治療しなければならない医師や病院が壊滅的な被害を受けた。広島では、一〇万人を超える被災者に対して、医師として仕事ができたのはたったの二七人だけだったという。長崎では、被災者の救援の先頭にたって治療しなければならない長崎医科大学が壊滅的な被害を受けた。原爆が落とされた後、多くの人たちが支援のために被爆地に入り被曝した。今日、核戦争により放射能に汚染された地域に支援に入ることはほとんど不可能であろう。実際、福島の原発事故では、放射能汚染のあった地域には避難命令が出されて救援に入ることができなかった。ひょっとしたら助かった人たちがいたかもしれないのに。

核戦争に対して医療や医者は無力だ。医師の任務が命を救うことだとしたら、核戦争を防止し、核兵器の廃絶を求める運動を行う以外に方法はない。核兵器は一瞬にして罪もない人々の命を奪い、被爆者をその後の放射能障害で苦しめる。核兵器は人道的にも決して許される兵器ではない。一日でも早い「核のない世界」に向けて、これからも頑張っていきたいと思う。

（二〇一二年三月）

おわりに

この『ハラゴンの診療日記』のハラゴンとは、何に由来しているのだろうと疑問をもたれた方もいるだろう。昔、学生時代にセツルメント活動に参加していたことは本文にも少し触れた。そのセツルメントの大会は毎年開催されて、そこに参加する時には必ずニックネームを付けることになっていた。僕は「ゴン」という名前になったのだが、残念なことに当時のセツルメントの全国委員長のニックネームと同じだったので、では「ハラゴン」ではどうかということになって、その名前を使うことになった。

「ハラゴン」という名称は卒業してからすっかり忘れていたのだが、世の中にインターネットというものが普及しだして、名前をどうしようかと思っていた時に、学生時代を知っている仲間が「ハラゴン@」って名前、面白いと教えてくれた。それが医師ハラゴンが復活した経緯である。

僕が医者という職業を生業にして、もう四〇年余りになる。学生時代にどんな医者になるべきかを真剣に考え、民医連の病院に飛び込んだ。いのちが最も尊ばれる社会の実現に向けて、お金のあるなしにかかわらず、みんなが平等に当たり前の医療を受けることができる社会を目指して頑張ってきた。しかし、現実の社会は、僕が目指してきたものと少しずつずれてきているように思える。いのちよりもお金（経済）の価値が尊ばれるような社会、経済の発展が人間を豊かにするという考え方、ほんの一握りの人たちがほとんどの富を独占する社会。何だかちょっとおかしい。

僕たちが命がけで作り上げてきた社会はこんな貧弱な社会だったのか。そろそろ社会の中心から引退して次の世代にバトンタッチする時に、こんな社会しか残せなかった自分に無念さを感じていた。

でも、二〇一五年の戦争法のたたかいは、僕たちの努力が決して無駄ではなかったことを示してくれた。多くの国民が、とりわけ次の日本を担ってくれる若者たちが、平和の大切さを叫び、戦争ノーの声を上げ始めた。

僕も、もう少し頑張ろうと思う。平和な日本、いのちが大切にされる日本、その流れがゆるぎない大道になるまで。

初出

「たかがアッペされどアッペ」

一九九八年三月～七月　民医連機関誌『いつでも元気』に連載。

「診察室で」

『民医連新聞』の連載「診察室から」、およびブログ「原家の館」に掲載したエッセイより抜粋。

「僕のこと」

「百年の計」は、石川県医師会の『石川医報』から還暦を迎える医師に投稿依頼があったもの。

その他、ブログに掲載したものや、今回新たに書き下ろしたもの。

【著者紹介】

原　和人（はら・かずと）

1949年９月29日、福井県三方町（現若狭町）に生まれる。

1974年、金沢大学医学部を卒業し、公益社団法人石川勤労者医療協会城北病院に入職。

1992年、全日本民主医療機関連合会理事、その後2008年まで副会長。

2001年～2004年、城北病院院長。

2005年～2015年、公益社団法人石川勤労者医療協会理事長。

2012年より反核医師の会共同代表。

写真●原 和人
本文イラスト●高村忠範／本保 彩（p27）
装丁●いかだ社デザイン室（志賀友美）

ハラゴンの診療日記

2016年８月25日　第１刷発行

著者●原 和人©
発行人●新沼光太郎
発行所●株式会社いかだ社
〒102-0072　東京都千代田区飯田橋2-4-10　加島ビル
Tel.03-3234-5365　Fax.03-3234-5308
E-mail　info@ikadasha.jp
ホームページURL　http://www.ikadasha.jp/
振替・00130-2-572993
印刷・製本　株式会社ミツワ

乱丁・落丁の場合はお取り換えいたします。

ISBN978-4-87051-470-6